El gran libro
de las flores de Bach

Evelina Guastalla

EL GRAN LIBRO DE LAS FLORES DE BACH

Manual completo de floriterapia según Bach: esencias, indicaciones y aplicaciones cotidianas

De Vecchi
DVE Ediciones

Este libro está dedicado a Osho,
a todos aquellos que con gran esfuerzo han iniciado
un camino espiritual,
a todos los que han decidido dirigir ellos mismos su propia vida
y a mi madre, alma de grandes valores, pequeña señora, ahora lejana.

Traducción de José Luis Trullo.

Diseño gráfico de la cubierta de Design 3.

Dibujos de Michela Ameli.

ISBN: 979-8-89956-481-9

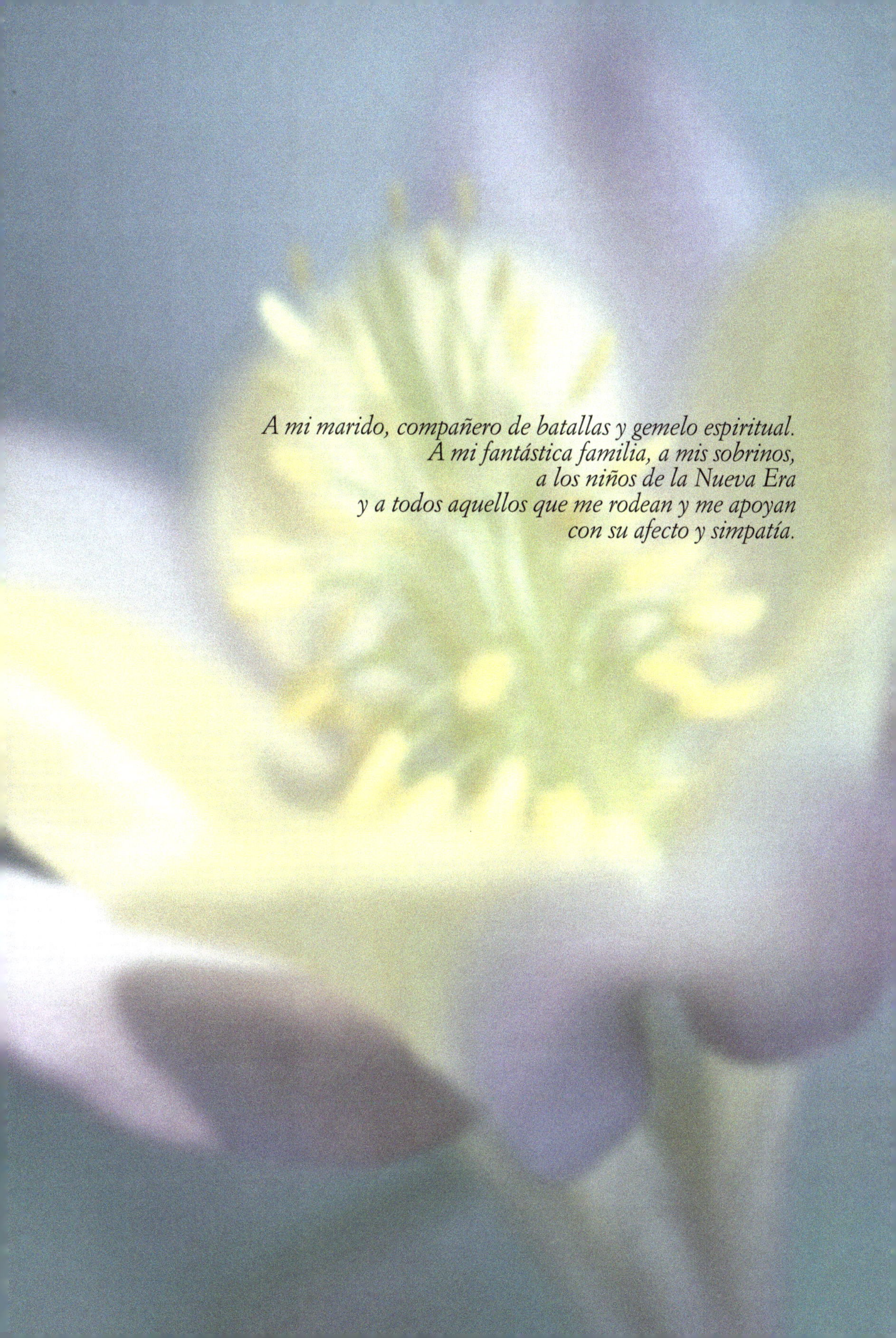

A mi marido, compañero de batallas y gemelo espiritual.
A mi fantástica familia, a mis sobrinos,
a los niños de la Nueva Era
y a todos aquellos que me rodean y me apoyan
con su afecto y simpatía.

ÍNDICE

Introducción

Cada vez va siendo más evidente que la curación va mucho más allá de atiborrarse de medicamentos.

Ya somos muchos quienes hemos tomado conciencia de la existencia de sistemas no agresivos, más económicos y que ofrecen resultados más duraderos, para recuperar el bienestar perdido.

La floriterapia, o terapia con las flores de Bach, es sin duda uno de los métodos holísticos más completos y menos agresivos para sanar al paciente, según una nueva manera de ver el mundo que está de acuerdo con los credos y las filosofías del hombre nuevo de la Era de Acuario o Nueva Era, y que está subiendo con esfuerzo la pendiente mecanicista para aproximarse a una nueva filosofía que le permita «sentir» y percibir a todos los niveles.

La floriterapia es bastante conocida en nuestro país, y ya se han escrito varios libros sobre este método, desde textos de divulgación a manuales, pasando por los simples repertorios. El objetivo de este libro es, sin embargo, distinto.

Partiendo del principio de que el doctor Bach consideraba que la intuición es un apoyo natural e imprescindible para la elección de los remedios, este libro pretende centrar la atención del lector en la posibilidad de relacionarse consigo mismo utilizando métodos sencillos aunque eficaces, que parten de la intuición personal y que están al alcance de todos. Por lo tanto, este libro no sólo quiere informar al lector sobre cómo utilizar de la mejor manera estos remedios sino que, partiendo del principio de que analizarse a uno mismo con objetividad es realmente difícil, se intentará poner al lector en disposición de obtener indicaciones útiles sobre sus problemas, divirtiéndose al tiempo que reflexiona.

Para lograrlo, hemos tratado de poner a punto un instrumento que dejase un espacio a la voz interior. Desde siempre, las cartas han sido consideradas como un instrumento para escrutarse a uno mismo, por lo que podrán ayudarnos a elegir lo que es mejor para nosotros.

Este libro se basa en la observación directa derivada de la propia experiencia personal, y nace también del propio interés, cultivado a lo largo de muchísimos años, por la introspección y lo que representa en el recorrido intelectual del paciente. Por lo tanto, las cartas son, a partes iguales, un instrumento de crecimiento, un sistema intuitivo y una sugerencia o, dicho con otras palabras, una especie de lente de aumento que nos ayuda a comprendernos mejor y a aceptar nuestros obstáculos. Esta obra ha sido escrita con la esperanza de aportar luz y ayuda a todas aquellas personas que se dispongan a ocuparse de sí mismas con esperanza y humildad para acceder al conocimiento de un proceso de armonización que resulta a todas luces indispensable para vivir mejor.

Con los buenos deseos de que una pequeña luz de amor y de verdad se encienda dentro de todos nosotros y nos acompañe en nuestro camino, vamos a comenzar este viaje.

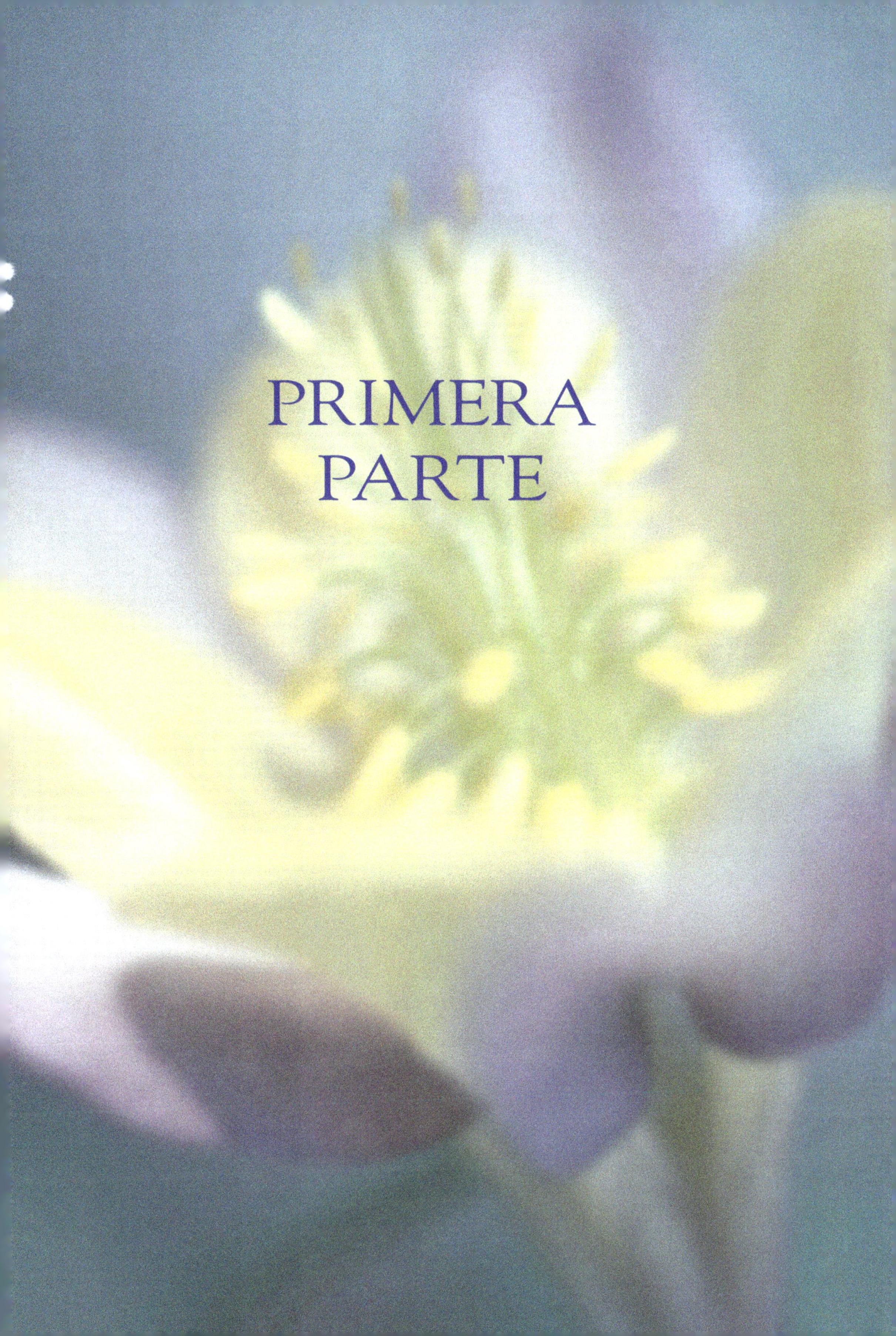

PRIMERA PARTE

Notas sobre la vida del doctor Bach

Nuestras almas nos guiarán
sólo si les prestamos atención,
en cualquier situación, ante cualquier dificultad;
y la mente y el cuerpo, así dirigidos,
avanzarán por la vida irradiando felicidad y salud,
libres de toda preocupación y responsabilidad,
como una muchachita confiada.

(E. Bach)

Las flores de Bach reciben su nombre de Edward Bach, nacido en Mosely (Inglaterra) el 24 de septiembre de 1886.

Con veinte años, y tras ciertas vicisitudes, se matriculó en la facultad de medicina. Una vez obtenida la licenciatura, en 1912, desarrolló su actividad en hospitales hasta 1930.

Trabajaba demasiado y con gran pasión, y en 1917 sufrió una hemorragia.

Fue operado de urgencia y se le diagnosticó un tumor. Le dieron tres meses de vida. Decidió entonces que emplearía todo el tiempo que le quedaba en el estudio, experimentando día y noche.

Así transcurrieron los tres meses y otros tantos más, durante los cuales mejoraron sus condiciones; cayó en la cuenta de que, probablemente, su gran pasión y sus intereses le habían salvado.

En 1919 ingresó en el hospital homeopático de Londres, donde estudió con entusiasmo homeopatía, fascinado por el hecho de que con remedios naturales se pudiese curar al enfermo en lugar de la enfermedad.

En 1929, pasó las vacaciones en Gales, su lugar de origen, donde intuyó que la auténtica razón por la que enferman las personas reside en el ánimo humano.

«Toda enfermedad», decía, «no es más que la manifestación física de un malestar, de un trastorno debido a una condición mental que altera el equilibrio del cuerpo.»

En aquella época se convenció del hecho de que, dado que en la naturaleza reina una armonía perfecta, seguramente sería posible hallar en ella los remedios necesarios para restablecer el equilibrio en todas las criaturas: de hecho, identificó seis flores dotadas de evidentes propiedades terapéuticas con las que creó sus primeros remedios.

De vuelta a Londres, decidió cerrar su consulta, ceder sus pacientes y el fruto de sus investigaciones a sus colegas y volver definitivamente a Gales.

Allí, en el silencio armonioso de la naturaleza y utilizando el espacio de la meditación y el conocimiento interior, desarrolló aún más su gran sensibilidad, todo lo cual le permitió percibir las vibraciones y las propiedades curativas de las flores.

Las herramientas fundamentales de su investigación no fueron alambiques, tubos de ensayo e instrumental de laboratorio, sino simplemente la intuición.

De este modo, cogiendo las flores con la mano o apoyándolas sobre la lengua, halló otras seis flores que, junto a las seis primeras, formaron una docena, a las que les añadieron posteriormente otras veintiséis, hasta componer los treinta y ocho remedios naturales que se encuentran en la base de la floriterapia.

Durante el verano de 1930, escribió el libro *Cúrate a ti mismo*, en el que explicaba cómo la enfermedad corporal puede derivarse de un estado de ánimo negativo, que acaba interfiriendo en el equilibrio de la personalidad.

Unas semanas antes, había dicho a sus colaboradores: «Mi obra ha acabado, y con ella mi misión sobre la tierra».

LAS FLORES DE BACH, UN MÉTODO HOLÍSTICO DE AUTOCURACIÓN

La enfermedad no es una crueldad en sí misma
ni mucho menos un castigo,
sino única y exclusivamente un correctivo,
un instrumento del que se sirve nuestra alma
para indicarnos nuestros errores,
para impedir que cometamos otros aún más graves,
para evitar que provoquemos sombras
y para devolvernos a la senda de la verdad y la luz,
de la que nunca deberíamos habernos alejado.

(E. BACH)

Alguna vez en nuestra vida habremos sentido cómo desde múltiples instancias se nos conmina a profundizar en la conciencia de nosotros mismos, en esa interioridad a la que se accede a través de una comunicación silenciosa con nuestra propia alma.

Los maestros espirituales parecen coincidir en esta verdad tan difícil de comprender y de aceptar por la mayoría de los occidentales.

Y aun así, si fuéramos más conscientes de que cada uno de nosotros está hecho en la misma medida de psique y de cuerpo (soma), la búsqueda de la armonía interior resultaría mucho más fácil.

De hecho, el estado de ánimo negativo es una de las causas más frecuentes de malestar; no es casual que una misma persona enferme de manera recurrente, dado que la medicina moderna parece concentrarse antes en los síntomas que en las causas de los trastornos.

No queremos decir con esto que la medicina oficial sea inútil; todo lo contrario: basta con pensar en los pasos de gigante que ha dado en el último siglo en la curación de enfermedades que afligían al hombre. Pero, bien pensado, tal vez por ello ha llegado la hora de interesarnos también por nuestra parte espiritual. No es muy lógico pensar únicamente en el cuerpo, como tampoco lo sería hacerlo sólo en el espíritu. Ya lo decían los latinos: *mens sana in corpore sano*.

Es oportuno reflexionar sobre el hecho de que, si se afronta el problema de salud no sólo desde una perspectiva funcional, sino aplicando una óptica más completa (holística, justamente), se puede obtener un mayor equilibrio y mantenerlo en el tiempo.

Por otro lado, la mayoría de los médicos están de acuerdo en definir ciertas enfermedades como psicosomáticas, liquidando así, con una definición tan genérica como simple, algo mucho más complejo y delicado.

Si lo pensamos bien, no debe de ser una casualidad que en este siglo sean cada vez más frecuentes los psicólogos y las corrientes de «curación del alma», puesto que, como decíamos antes, una vez curado el físico y garantizadas unas condiciones de vida satisfactorias, uno siente la necesidad de ocuparse de su propia alma.

Hasta el punto de que los psicólogos proliferan allí donde las condiciones de vida son más benignas, es decir, en los países industrializados que, perdidas sus raíces, la naturaleza y el contacto con la Madre Tierra y sus ritmos naturales, empiezan a sentir con fuerza el dolor de vivir: esa inefable sensación de inadecuación que no es más que el síntoma de un malestar espiritual, con frecuencia profundo; un no sentirse bien en la propia piel, culpables, fuera de lugar, sin norte ni auténticos objetivos.

Las verdaderas enfermedades que nos afligen son, en este sentido, el orgullo, la ambición, la arrogancia, la vanidad, la intolerancia, la inestabilidad, el miedo y el egoísmo. Cada uno de estos defectos, por su persistencia y a falta de una auténtica conciencia, termina creando malestar, conflictos y desequilibrios en nuestro yo superior y, en última instancia, se transforma en un achaque de tipo físico.

El achaque físico se convierte, pues, no sólo en el signo de un desequilibrio más o menos profundo, sino en el síntoma de una imposibilidad de comunicación entre las dos partes de nuestro cuerpo. Una especie de grito de alarma: «Si seguimos así, yo ya no puedo más. Escucha... Observa... ¡Busca la armonía!».

En unas condiciones semejantes, los órganos no resultan afectados por azar, sino que reflejan la relación que se interpone con el malestar espiritual que padecemos.

Reequilibrando nuestra personalidad, seremos capaces de atenuar o incluso eliminar los malestares físicos, y podremos así empezar nuestro proceso de curación más profundo y verdadero: el que afecta al alma.

El sistema establecido por el doctor Bach tiene el poder de devolver el equilibrio utilizando un método muy sencillo y, por lo tanto, al alcance de todos.

Mediante el uso de sus treinta y ocho remedios y la identificación de los distintos estados de ánimo, se obtienen resultados de extraordinaria eficacia.

Para lograrlo, debemos aprender a reconocer honestamente lo que en nosotros no nos pertenece y a relacionarlo con el valor terapéutico de los remedios.

Hay que confiar en la ayuda de las flores, ya que así acrecentaremos su eficacia, ser constantes y no tener prisa: un estado mental negativo puede disminuir el poder de los remedios. Sobre todo, debemos librarnos a nuestro guía interior, que lo sabe todo y nunca se equivoca. Basta sólo con que estemos dispuestos a escucharlo, evitando que se interponga nuestra mente. Pero de este tema hablaremos de nuevo más adelante.

Cómo actúan los remedios florales

No te dejes inducir a error
por la simplicidad de este método,
porque cuanto más avances en la búsqueda,
más consciente serás
de la simplicidad de todo lo creado.

(E. Bach)

El método se basa en el uso de treinta y ocho remedios naturales, derivados de las flores, que inciden sobre las vibraciones energéticas más sutiles del hombre.

Con la asimilación de los remedios, que carecen de efectos secundarios y no interfieren con los medicamentos, se obtiene una mayor resistencia a los trastornos físicos, así como una mayor serenidad y aceptación de uno mismo.

Pero, ¿por qué precisamente las flores?

Pues porque la vida de la planta se concentra en sus flores y es en la flor donde está la semilla que después vuelve a la tierra para regenerarse de nuevo.

Así, podemos apreciar cómo, al relacionarnos con las flores y la preparación de los remedios, actuamos a través de los cuatro elementos fundamentales que regulan la armonía de nuestro planeta:

— la tierra, que proporciona a la flor apoyo y alimento, y a nosotros nos da conciencia y sostén; sin la tierra, no podríamos existir, por lo menos tal como somos ahora;
— el aire, que nos alimenta;
— el fuego, que se expresa con toda su fuerza, a través también del sol que nos nutre y nos regenera, y es un elemento indispensable en la preparación de los remedios;
— el agua, que nutre la planta y es determinante para la vida de todo el planeta y también para nosotros, dado que nuestro cuerpo está compuesto en un ochenta por ciento por agua y, además, porque los remedios se preparan utilizando el agua como elemento base.

Así es como toda la naturaleza de los remedios se expresa a través del vínculo con los cuatro elementos que se encuentran en la base de la vida misma y son, por lo tanto, determinantes e imprescindibles.

En la floriterapia del doctor Bach no sólo se tiene en cuenta la parte material de la planta, tal como se utiliza tradicionalmente en herboristería, sino su parte energética, su potencial vibratorio y su interacción con el hombre desde el punto de vista espiritual.

Bach concebía las plantas con las que había experimentado como «las felices compañeras del mundo de las plantas», e incluso como «plantas de orden superior», por cuanto responden a una energía de vibración espiritual de un nivel altamente beneficioso.

De hecho, durante su investigación, Bach excluyó tanto las plantas comestibles por el hombre como las venenosas. Y es que estaba convencido de que su atención debía dirigirse hacia plantas con un propósito distinto, probablemente de número limitado, que crecieran en terrenos naturales y en libertad, y que emanaran una fuerza muy distinta de la de otras plantas, que aun así contribuyen a curar achaques físicos y dolores en el hombre: en una palabra, plantas que tuvieran la capacidad de aliviar realmente los dolores del alma.

Cada uno de nosotros tiene su misión en el mundo y está unido con lo divino, de manera que cuando todo en nosotros es armonía y el cuerpo y la psique mantienen un equilibrio perfecto, nos sentimos felices y somos capaces de actuar correctamente con plena conciencia de nuestro objetivo en la vida.

Por tanto, buscar la armonía dentro de nosotros mismos es una tarea imprescindible, y el hecho de estar mejor es parte decisiva en este proceso. Hasta hoy, habíamos buscado el bienestar únicamente a través de los aspectos materiales de la vida y, por consiguiente, curando el cuerpo; pero, a medida que las condiciones de vida han ido cambiando, nuestras condiciones interiores han empeorado rápidamente y muchas enfermedades desconocidas hasta ahora han hecho su aparición; una especie de admonición por nuestra condición humana en constante evolución y, por ello, sujeta a continuos obstáculos en su progresión.

Un mensaje nada fácil de aceptar, puesto que está conectado con nuestra tendencia a considerar los dolores y dificultades (y, por tanto, también las enfermedades), como una «mala señal del Cielo» y no como un instrumento insustituible de crecimiento. El doctor Bach decía:

No existe curación posible si no va acompañada por una actitud mental distinta, por la tranquilidad y la felicidad interior.

La vida es, para cada uno de nosotros, un viaje único e irrepetible, y el estado de salud tiene la función de indicarnos en qué punto nos encontramos: así pues, cada síntoma nos transmite un mensaje preciso que nos ayuda a reconocer y aceptar las distintas etapas de nuestro camino. De este modo, toda curación se convierte en una confirmación de nuestra actitud global así como en un refuerzo de nuestro crecimiento.

Podemos definir la floriterapia como un instrumento de curación que se produce a través del reequilibrio de la conciencia. Actúa de forma que favorece la armonización de la vibración energética, bloqueada momentáneamente o mal canalizada.

La floriterapia del doctor Bach es un sistema terapéutico muy sencillo del que pueden obtenerse extraordinarios resultados.

La única condición que debe tener en cuenta quien experimente por sí mismo este método es que aprenda a reconocer honestamente los propios estados de ánimo, asociarlos con los remedios y confiarse a ellos para recuperar el bienestar.

De hecho, en las descripciones de las flores y sus beneficios, no encontraremos casi nunca indicaciones de tipo físico, puesto que el doctor Bach no planteó su investigación sobre la base de los síntomas sino desde los estados de ánimo negativos que, como consecuencia del contraste creado con el objetivo del alma, pueden convertirse en causa de enfermedades.

Sin embargo, tampoco los estados de ánimo fueron tratados como la sintomatología tradicional, es decir, como un enemigo que se debía abatir, sino a través de la conciencia de que en nuestro ánimo se ha creado un obstáculo que debemos apartar, primero mediante la aceptación y posteriormente aprovechando la vibración positiva emanada de la energía de las flores.

Por otro lado, debemos considerar que los obstáculos son «regalos» que la existencia nos hace para permitirnos crecer espiritualmente.

De hecho, estos obstáculos, una vez apartados, no sólo aumentan nuestra conciencia y, por tanto, nuestro modo de enfrentarnos a nosotros mismos y a los demás, sino que nos permiten también realizar un cambio y obtener un mayor equilibro: se trata, pues, de una oportunidad para nuestro desarrollo. Superarlos significa subir un peldaño y estar listos para nuevos retos y objetivos.

Como decíamos al principio, Bach consideraba que estas flores pertenecen a un «orden superior», por cuanto cada una de ellas canaliza una vibración energética que responde perfectamente a determinadas características del ánimo humano. Las treinta y ocho flores, por tanto, se relacionan con el paciente en función de un intercambio energético que podría definirse como «chispa divina», o también como «potencial espiritual», y que se clasifican de acuerdo con este potencial.

Por lo tanto, cuando un obstáculo se interpone entre nuestra personalidad y nuestro potencial espiritual, nuestro campo energético produce una vibración distorsionada que, con el tiempo, puede degenerar y activar un malestar de tipo físico.

El objetivo prioritario de las flores es el de relacionarse con nuestras características básicas, para devolverlas a su primitivo equilibrio y, por consiguiente, a través de su vibración energética beneficiosa, recordarnos quiénes somos y cuáles son nuestras auténticas y verdaderas potencialidades.

Así, restablecidos, podremos por fin volver a alcanzar aquellas características primarias que forman todo nuestro bagaje de recursos, y que nos permiten reconocer nuestra unidad y nos confieren integridad.

Nosotros, los únicos animales erectos, somos un auténtico puente entre lo material y lo divino. Estamos con los pies en el suelo y la cabeza en alto, dispuestos a rescatar nuestros sueños, a alcanzar nuestros objetivos, a poner nuestros recursos al servicio de todos, para alcanzar finalmente el cosmos y sentirnos parte determinante del Todo.

Dosificación y uso

Los remedios del doctor Bach

Los remedios del doctor Bach se encuentran en farmacias y herboristerías, y se venden en frasquitos concentrados cuyo contenido debe diluirse antes de usarlo. Podemos pedirle al farmacéutico o al tendero que nos prepare el remedio o la mezcla de remedios que hemos elegido.

Si, por el contrario, preferimos prepararlo nosotros mismos, estas son las modalidades codificadas por el doctor Bach y el actual Bach Center.

Frascos

Utilizaremos los de 30 ml, de vidrio oscuro y con pipeta cuentagotas.

Dilución

Llenaremos el frasco con agua mineral natural (no usaremos agua destilada, puesto que no es adecuada como vehículo de la sustancia), a la que añadiremos dos cucharaditas de alcohol (brandy, whisky o aguardiente); en caso de intolerancia al alcohol, o bien si el remedio se administra a niños, bastará con dos cucharaditas de vinagre de manzana. Extraeremos del frasquito concentrado dos gotas de esencia de uno o más de los remedios elegidos, y los pondremos en el frasco de 30 ml. Esto significa que, si elegimos por ejemplo tres remedios, pondremos seis gotas en total (dos de cada remedio).

La única excepción es el Rescue Remedy, que está compuesto por cinco esencias que se venden en un solo frasquito y que es la única combinación de remedios que nos ha dejado el doctor Bach: de este frasquito extraeremos cuatro gotas y las diluiremos en el frasco de 30 ml.

Posología

- La dosificación media es de cuatro gotas, aplicadas directamente sobre la lengua con ayuda de la pipeta cuentagotas, todos los días, cuatro veces por lo menos, hasta la curación. Si así lo preferimos, podemos aplicarlas en un vaso lleno de algún líquido, y beber el contenido a sorbitos.

- En los estados agudos, se aconseja efectuar una administración más frecuente, incluso cada 10-15 minutos, hasta que remitan los síntomas.

- Una forma de asunción, por lo general de emergencia, consiste en preparar un vaso de agua mineral, en la que aplicaremos dos gotas del remedio, y que beberemos a sorbitos a intervalos regulares.

- Al principio, cuando aún no conozcamos los efectos de la floriterapia ni nuestra reacción, es aconsejable realizar una combinación de no más de cuatro remedios. No se trata de que los remedios puedan anularse entre sí, o incluso llegar a ser nocivos, sino simplemente porque al principio es difícil prever el efecto emotivo de la flor sobre nuestro estado de ánimo.

Durante la terapia, es muy importante aprender a escucharse a uno mismo, a evaluar las propias reacciones, a percibir eventuales mejorías tanto a nivel psíquico como físico, según las cuales podremos orientar después nuestra elección o modificar la modalidad de asunción anterior.

Además, se pueden consultar otras indicaciones de interés relacionadas con la administración de las flores en el capítulo «Preguntas y respuestas» (véase pág. 185).

Otras posibles aplicaciones

Emplastos

El doctor Bach los prescribía, junto a la administración de gotas diluidas, en caso de inflamaciones, erupciones cutáneas y sintomatologías dolorosas.

Verteremos seis o siete gotas del remedio concentrado en un recipiente con agua y, a continuación, prepararemos los emplastos con la solución obtenida.

Baños

Siempre junto con las gotas, podemos potenciar su efecto añadiendo al agua del baño siete gotas del remedio (o de la composición de los remedios) elegido, utilizando la solución concentrada.

En casos de emergencia

Podemos llevar encima el frasquito concentrado, aunque sólo durante unas horas, puesto que el frasco absorbe nuestra energía. Este uso es muy fuerte y, por lo tanto, no está indicado para aquellas personas que sean muy sensibles a las vibraciones energéticas.

Integración terapéutica

Para una mejor interacción con la vibración positiva emanada de las flores, se aconseja tener el frasco diluido sobre la mesita de noche y llevarlo encima durante el día. Además, es recomendable usar frases positivas (véase «Las cartas y los remedios», pág. 131) para aumentar la propia disponibilidad respecto al principio equilibrador.

Las flores carecen de efectos secundarios (todavía no se han descrito casos de reacciones alérgicas), no interfieren con las medicinas (ya que trabajan en un plano distinto) y no provocan ni fenómenos de habituación ni mucho menos intoxicaciones por sobredosis.

Hay que recordar que no hay un tiempo máximo o mínimo de medicación: depende de cada persona, de su grado de sensibilidad, de su capacidad de reacción y del tiempo que hace que se arrastra el problema en cuestión.

En cualquier caso, seremos capaces de comprender, en el momento adecuado, si la combinación de remedios o el remedio que estamos tomando está perdiendo su efecto y, por tanto, es el momento de abandonar el tratamiento.

Es más, a propósito de este último aspecto, con cierta frecuencia se ha comprobado que muchos pacientes, mientras son conscientes de su mal, siguen al pie de la letra las indicaciones prescritas y que comienzan a abandonarlo, por olvido o incluso por rotura del frasco, cuando las flores han hecho su efecto y por lo tanto ya no son necesarias.

En este sentido, podemos tratar de cambiar la combinación (véase «Preguntas y respuestas», pág. 185).

INFORMACIONES GENERALES

En las páginas siguientes, presentaremos una serie de fichas que facilitarán la consulta práctica y la identificación del remedio más adecuado. A las fichas les siguen, además de otras indicaciones de actualidad, la síntesis de las flores y el repertorio, por orden alfabético, de los malestares o síntomas emocionales.

Las fichas se dividen en dos partes: los remedios, y las cartas y los remedios.

Tras la primera lectura, y cuando ya seamos capaces de utilizar las cartas con seguridad, así como una vez se hayan identificado los problemas y se haya obtenido la indicación de las flores, es aconsejable leer con atención las fichas correspondientes a los remedios, puesto que es importante comprender a fondo las características de cada flor y, por lo tanto, aumentar la propia conciencia. Pero sobre este tema volveremos más adelante.

A continuación se facilita una breve descripción de las partes fundamentales.

FICHAS RELATIVAS A LOS REMEDIOS

Hallaremos el **nombre de la flor** en inglés, el nombre científico y el correspondiente en español.

Se ha creído oportuno mantener el nombre inglés como punto de referencia, puesto que se trata de la inscripción original de los preparados. Con la práctica, estos nombres acabarán resultando absolutamente familiares.

La **ilustración de las flores** aparece acompañada de unas breves descripciones ambientales y estructurales para poder reconocerlas mejor.

La **clave de lectura** representa una primera indicación del malestar emotivo.

Les siguen, además de los **síntomas** más comunes, una **breve historia**, que tiene la función de ilustrar las características más evidentes de la tipología relacionada con la flor, un **análisis** y las **indicaciones** que nos ayudarán a reconocerlas y, por último, una **síntesis** que resume todas las consideraciones que aparecen en la ficha.

FICHAS RELATIVAS A LAS CARTAS Y LOS REMEDIOS

Tras el nombre de la flor, el grupo al que pertenece y el color de fondo de la carta, aparecen con la inscripción **estado negativo** una lista de los problemas que señala la carta, y con la inscripción **estado equilibrado** las oportunidades que ofrece el remedio.

Les siguen unas breves **descripciones de la carta** y las **frases positivas relacionadas con la terapia de cada flor**.

Estas frases han sido preparadas para potenciar el efecto del remedio mediante un convencimiento intenso, que nos ayudará a cambiar la actitud respecto al problema que estamos afrontando.

Como planteamiento general, se ha tratado de proporcionar una serie de informaciones útiles para dar un cuadro general de la situación y, al mismo tiempo, permitir al lector profundizar, incluso por sí mismo, en los comportamientos equivocados y los desequilibrios en relación con un remedio determinado.

Como casi todos los autores que escriben sobre las flores de Bach, nos hemos referido a la característica tipológica utilizando el nombre de la flor como sujeto, el portador de un desequilibrio en concreto, para facilitar la comprensión e incluso por brevedad.

SÍNTESIS Y REPERTORIO

Al final del libro aparece una **síntesis** que presenta las flores por orden alfabético y el **repertorio**, una serie de condiciones emocionales y de los posibles malestares físicos que de ellos se derivan, por orden alfabético, con la sugerencia de los remedios más indicados para una búsqueda rápida, que de todos modos deberá profundizarse para identificar el remedio más adecuado.

Hemos creído útil incluir también informaciones relacionadas con los niños, los recién nacidos, el embarazo y los dos mundos que interactúan con nosotros y nos ayudan a sentirnos bien: los animales domésticos y las plantas.

En resumen, se ha tratado de proporcionar un panorama lo más completo posible de estos remedios, con la esperanza de que puedan convertirse para el lector, al igual que desde hace tiempo nos ha ocurrido a nosotros, en unos verdaderos amigos o, como dice el doctor Bach:

the happy fellows
of the plant world.

SEGUNDA PARTE

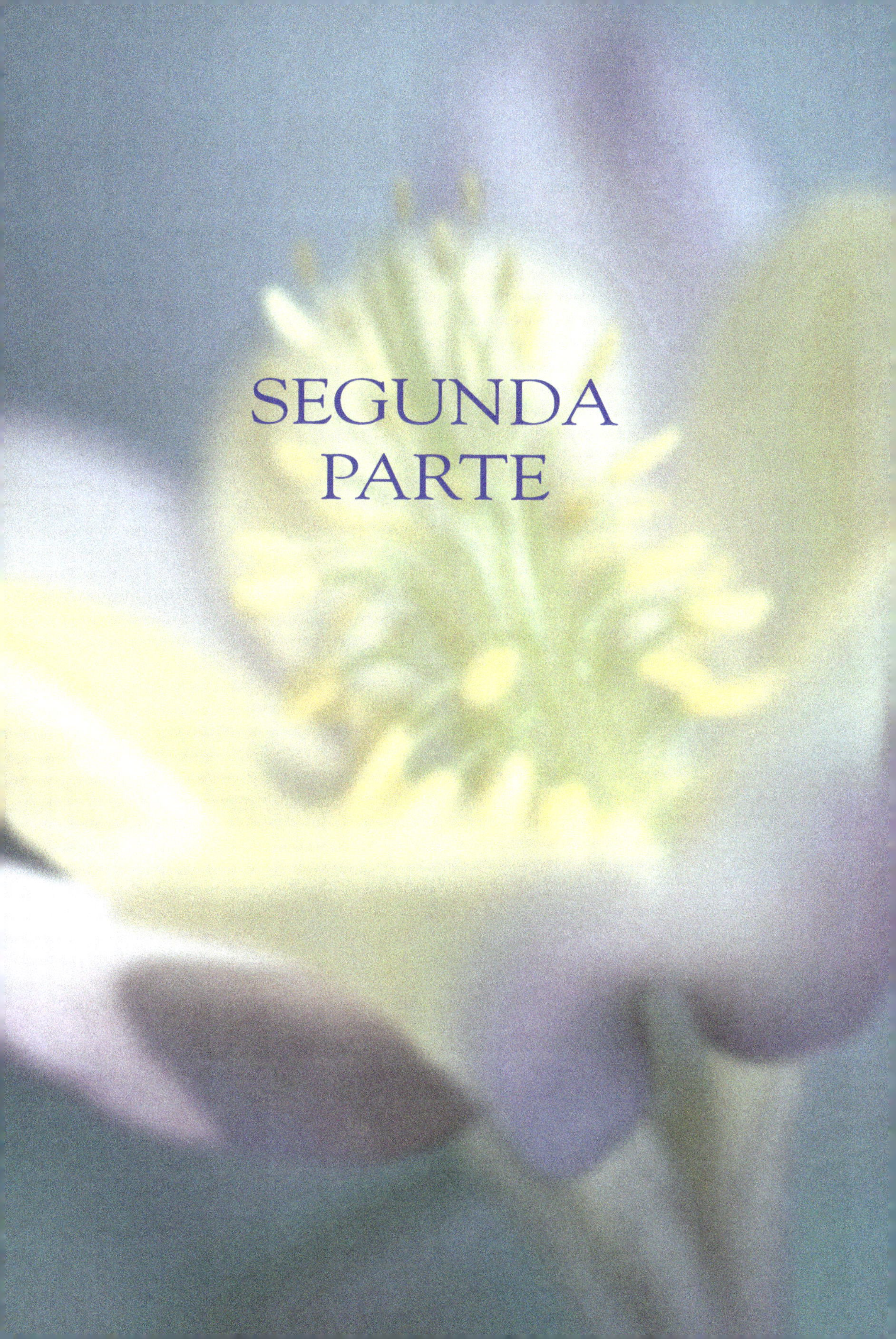

GUÍA DE LECTURA DE LAS FICHAS RELATIVAS A LOS REMEDIOS

Como ya se ha señalado, en las fichas siguientes figuran:

- el nombre de la flor;
- la ilustración y las descripciones ambientales y estructurales;
- las claves de lectura;
- el principio equilibrador;
- los síntomas más comunes;
- una breve historia;
- el análisis tipológico;
- la síntesis.

Lo más probable es que, a medida que nos adentremos en las descripciones, hallaremos más de un remedio que se adecua a nuestras características. No hay que tener prisa. Dejemos que las informaciones trabajen dentro de nosotros. Este es un primer aspecto de lo que podríamos llamar la «sintonización» con el elemento y el principio equilibrador de la flor; ya llegará el momento en que podremos reconocer con total seguridad el estado de ánimo con el que más nos identificamos.

Debemos tener en cuenta también que ciertas flores pertenecen a un aspecto básico de nuestro carácter y, por tanto, nos será fácil identificarnos en ellos, mientras que otros pertenecen a estados momentáneos en los que incurrimos en ocasiones, debido incluso a sucesos y comportamientos externos.

La clasificación de los remedios obedece a un orden alfabético, por comodidad de consulta, aunque hay también una división en siete grupos relacionada con la inarmonía básica, que hallaremos mejor especificada más adelante (véase «Las cartas y los remedios», pág. 131).

En cualquier caso, los siete grupos tomados en consideración por el doctor Bach son los siguientes:

1. *Miedo*
2. *Incertidumbre*
3. *Desinterés por el presente*
4. *Soledad*
5. *Hipersensibilidad*
6. *Desánimo y desesperación*
7. *Preocupación excesiva*

Entre mis remedios hallará
los más adecuados a las condiciones
de cada momento:
unos para quien sufre una continua
incertidumbre
y nunca sabe lo que quiere,
otros para quien se siente solo
o es demasiado sensible,
para quien se siente deprimido
y así con todos.
Y sin grandes esfuerzos se aprende
a encontrar el remedio
o los remedios que necesitamos
para curarnos.

(E. BACH)

1. Agrimony

Agrimonia eupatoria, agrimonia

... soy la triste sonrisa
que sonríe ella sola.

(CESARE PAVESE)

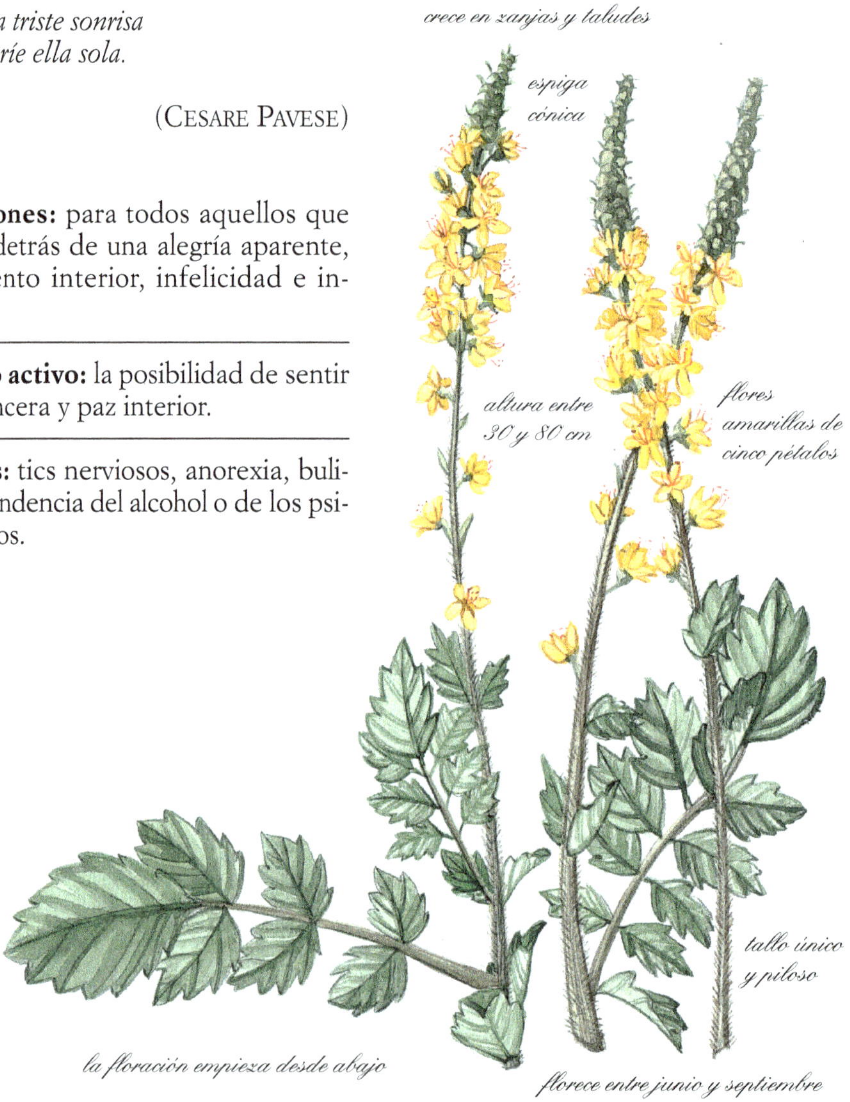

Indicaciones: para todos aquellos que ocultan, detrás de una alegría aparente, un tormento interior, infelicidad e inquietud.

Principio activo: la posibilidad de sentir alegría sincera y paz interior.

Síntomas: tics nerviosos, anorexia, bulimia, dependencia del alcohol o de los psicofármacos.

Nos encontramos por la calle con Mario, un amigo, que hace cierto tiempo que no vemos:

«Hola, ¿cómo estás? ¿Qué es de tu vida?»

«Muy bien», responde, alegre y risueño. Se habla un poco de todo. Como tipo brillante que es, aprovecha para contarnos el último chiste que ha oído en el bar. Grandes promesas de volvernos a ver. Besos y abrazos.

Doblamos la esquina y nos encontramos con un amigo común.

«¿Sabes que acabo de encontrarme con Mario?», le decimos.

«Ah, sí, el pobre... ¿Cómo está?»

«¿Cómo, pobre? ¡Si acaba de decirme que está perfectamente! A mí me ha parecido que estaba en plena forma... alegre y sonriente. ¡Tan vital como siempre!»

«Claro, claro...», responde nuestro amigo. «Pues resulta que su mujer se murió justo anteayer...»

Mario es un típico ejemplo del estado que revela esta planta.

De hecho, el tipo Agrimony está convencido de que es importante estar siempre alegre y sonriente, sin preocupaciones aparentes.

Jamás se le ocurriría molestar a quienes le rodean explicándoles sus preocupaciones o desengaños, porque en su fuero interno está convencido de que si deja de mostrarse alegre nadie querrá estar a su lado. Y es que, en efecto, oculta una característica bastante infantil: la de buscar la aprobación a toda costa y mostrarse agradable a despecho de sus propios sentimientos interiores.

Hay que destacar que suelen ser siempre personas muy serviciales, muy abiertas a los demás, buenos amigos y excelentes confidentes. Siempre dispuestos a comprender, escuchar y prestar su hombro para consolarnos.

Por desgracia, está convencido de que él no puede permitirse otro tanto.

Así, acaba por sufrir al no poder expresar su tormento y, fingiendo que todo le va estupendamente, se miente incluso a sí mismo, acentuando de este modo su infelicidad interior y su sensación de soledad.

Tiene también tendencia a estar siempre de acuerdo con todos, porque no se atreve a decir lo que piensa o expresar su desacuerdo si algo le disgusta. Resulta por ello un tipo cómodo, ya que no aguanta las discusiones y el mal humor, y es capaz de sacrificarse antes que asumir una posición decidida frente a los demás.

En los adultos, este comportamiento puede desembocar en auténticos problemas de dependencia que les pueden llevar a la búsqueda desesperada de un refugio ficticio para huir de la realidad y que puede llegar a ser la drogadicción, el alcoholismo o el abuso de psicofármacos.

En contraste con su gran soledad interior, este tipo de personas huye de la soledad. Adora las fiestas, las reuniones y las excursiones con los amigos. Y, por regla general, su carácter alegre y acomodaticio le hace ser grato y deseado. A menudo, es el alma de la fiesta.

Si estas personas aprendieran a aceptar las circunstancias, podrían utilizar su buen humor y su cordialidad como un elemento de equilibrio más.

Pueden entonces replantear sus problemas apelando a su innata tendencia al optimismo.

EN RESUMEN

El tipo Agrimony siempre tiene miedo de no ser aceptado por la sociedad tal como es, por lo que se pone una máscara ideal a despecho de sus auténticos sentimientos.

DESDE UN PUNTO DE VISTA POSITIVO

El tipo Agrimony es una persona alegre, que tiende a desdramatizar los problemas y está dotado de una gran fuerza interior, dotes diplomáticas y una gran capacidad de adaptarse a los acontecimientos, incluso si son desagradables.

2. Aspen

Populus tremula, chopo

... ¿y qué se puede comparar en la vida
de mi espíritu al éxtasis y el terror
que me invaden? Mi cuerpo
no se mueve
y aun parece que vivo en la otra vida.

(GABRIELE D'ANNUNZIO)

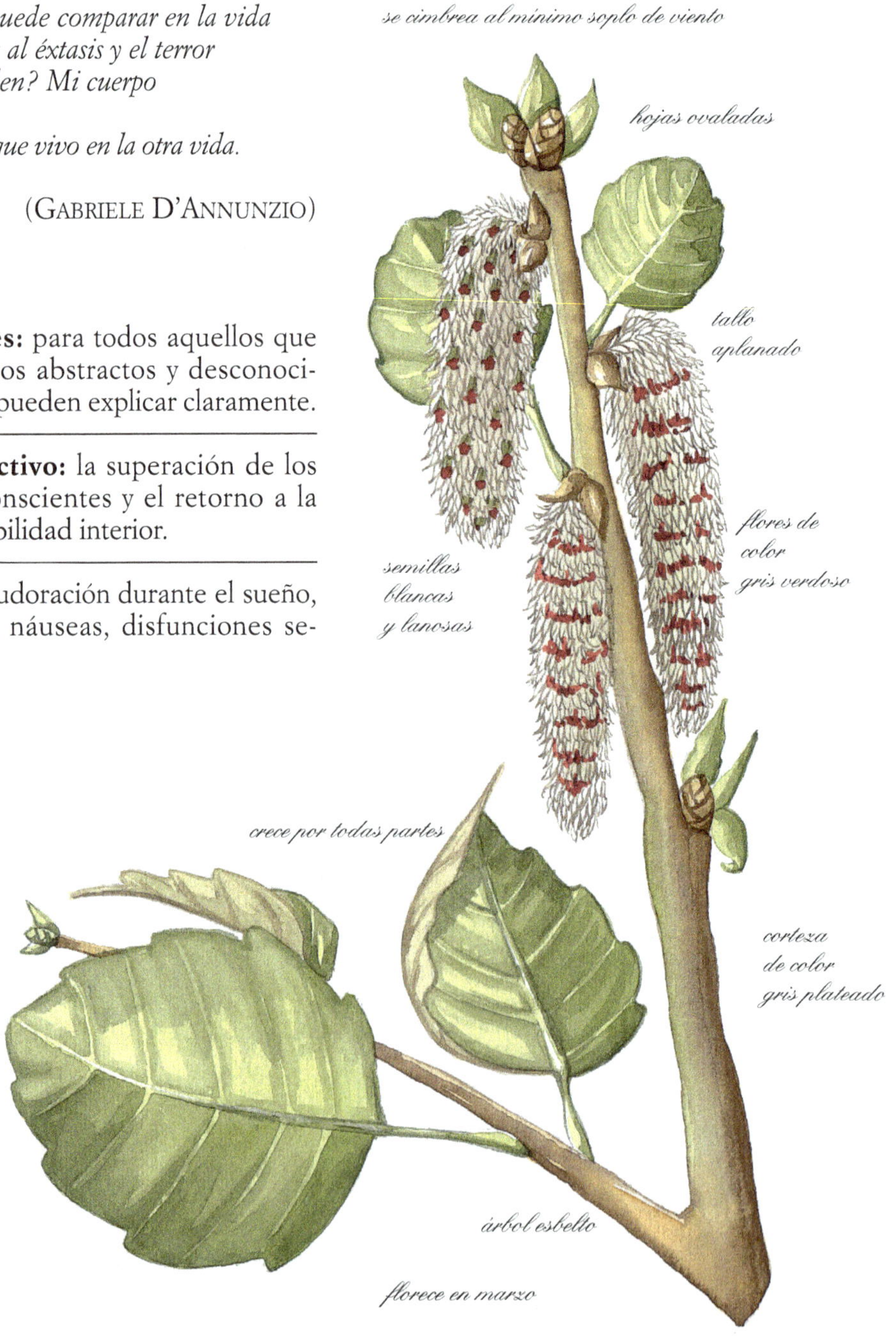

Indicaciones: para todos aquellos que sufren miedos abstractos y desconocidos, que no pueden explicar claramente.

Principio activo: la superación de los miedos inconscientes y el retorno a la propia sensibilidad interior.

Síntomas: sudoración durante el sueño, taquicardia, náuseas, disfunciones sexuales.

Ana es una persona muy sensible. Quizá demasiado. Desde que era una niña tiene extraños presagios que en seguida aprendió a no revelar a nadie. Y desde niña también, cuando se va a dormir, le parece que en el vacío se ocultan formas misteriosas que la llaman y no la dejan en paz. Por eso se ha acostumbrado a dormir con una lamparita encendida. Sí, claro, la luz le molesta y la desvela, pero siempre es preferible a la oscuridad amenazante, donde se esconden formas desconocidas...

Ana se siente con frecuencia víctima de la ansiedad. Una ansiedad que no sabría definir pero que le pone los pelos de punta, como si un desconocido le hablase al oído y no acertara a entender una sola palabra.

El otro día, estaba en casa de unos amigos: un ambiente agradable, personas cordiales que conoce desde hace años; todos estaban alegres y se divertían, pero de repente, le asaltó una sensación indefinible de miedo. ¿Iba a ocurrir algo desagradable? ¿Es que algo no iba bien? ¿Estaba a punto de desencadenarse un cataclismo? Ana no era capaz de descifrar su estado de ánimo. De pronto decidió ponerse de pie, coger su abrigo y su bolso y, con una excusa tonta, se fue a su casa ante el estupor general.

Ana es un ejemplo del estado representado por la flor del chopo.

De hecho, el tipo Aspen es una persona muy sensible que tiende a no percibir con claridad la separación entre realidad cotidiana e inconsciente. Estas personas viven con una vibración (y, por lo tanto, con un umbral de percepción) superior a lo normal. Así, tienden a oscilar entre las sensaciones, los sueños, las fantasías y la realidad, entrando y saliendo de las dimensiones habituales. Obviamente, también pertenecen a esta categoría, aunque más equilibrados por la costumbre, los sensitivos. Sin embargo, en esta tipología se incluyen también todos aquellos que se declaran supersticiosos, tienen miedo de lo oculto, de lo esotérico y se sienten seducidos por los magos, los fantasmas, etc.

A causa de una sensibilidad muy desarrollada, cuando caen en este estado de ánimo desequilibrado, estas personas no son capaces de controlar sus sensaciones, percepciones o sueños y todo se transforma en un sentimiento de miedo a lo desconocido de origen vago e indefinible.

En los niños, se manifiesta en el miedo a la oscuridad, a las puertas cerradas y a los monstruos. Suelen tener pesadillas y despertarse durante la noche.

Los adultos suelen temer la muerte.

Estas personas pueden sufrir problemas relacionados con el plexo solar y el estómago (náuseas, dificultades digestivas, acidez, calambres).

Estas personas, si canalizan correctamente sus percepciones y su intensa sensibilidad, pueden alcanzar una comprensión de los mundos espirituales superiores muy valiosa.

EN RESUMEN

El tipo Aspen suele mostrarse aprensivo, angustiado por temores vagos y presentimientos inquietantes.

DESDE UN PUNTO DE VISTA POSITIVO

Aspen muestra gran capacidad para actuar en los estados de conciencia más sutiles; puede explorar mundos paralelos y aportar su sensibilidad como testimonio de una fe superior y de la posibilidad de vivir cualquier experiencia con alegría.

3. Beech

Fagus selvatica, haya

... El alma, que no sueña,
no peca si ama la naturaleza,
con peso, término y medida.

(MIGUEL ÁNGEL)

Indicaciones: para todos aquellos que son intolerantes, que ven sólo el lado negativo de las cosas y critican con frecuencia el comportamiento ajeno.

Principio activo: la oportunidad de ver belleza y bondad en todo lo que nos rodea y, así, volvernos más comprensivos y tolerantes.

Síntomas: trastornos gastrointestinales, deseo de alimentos excitantes, descontento, dolor en las articulaciones.

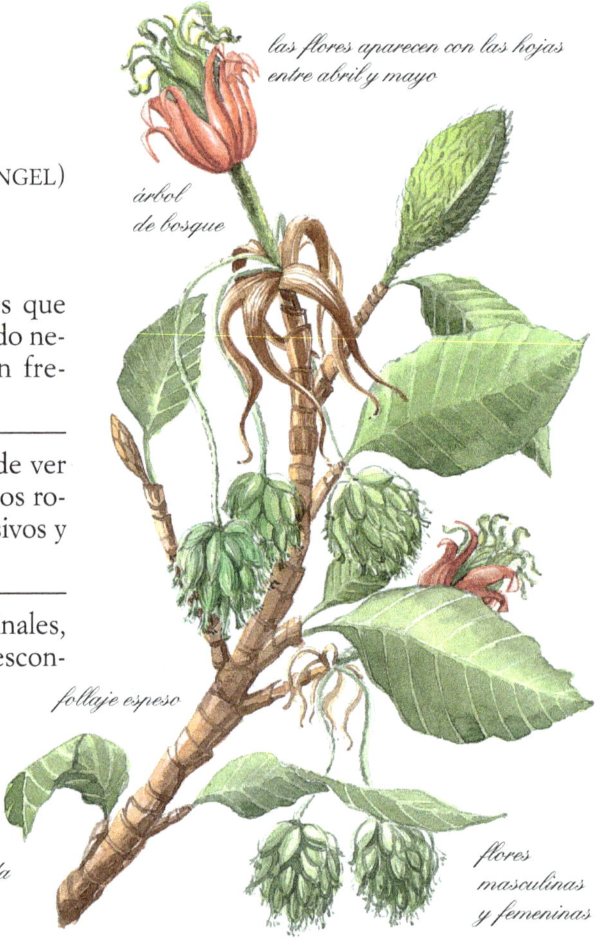

Alfredo es un hombre culto, que conoce muchas cosas, y que ha viajado y acumulado muchas experiencias. Podría ser un compañero ideal y un amigo valioso al que pedir consejo, si no fuera por su tendencia a criticarlo todo y a todos.

«He estado en casa de Ana. No te puedes imaginar qué cosa más horrible... los sillones, incómodos; el color de las paredes, insoportable; y su nuevo amigo... ¡aún más! ¿Cómo puede estar con alguien tan ignorante? Imagínate que se equivoca incluso con los subjuntivos y jamás ha salido de su ciudad. Mira, yo no podría aguantar tener una perspectiva tan estrecha.»

Y si alguien, con la esperanza de mejorar el ambiente, tratara de cambiar de tema, hablando, por decir algo, del último programa de televisión, ¡trágame, tierra!

«¡Por favor! ¡La televisión! Tendríais que leer más e instruiros, en lugar de ver la televisión. Pero, ¿no os dais cuenta de que os llenan la cabeza con un montón de tonterías, que todo lo achatan, que las noticias están manipuladas y bla, bla, bla?»

Alfredo está dominado por el estado que denota la flor del haya.

Todos caemos en este estado con cierta frecuencia, incluso sin darnos cuenta del todo. Cada vez que alguien nos molesta, que criticamos la forma de ser de los demás, que arremetemos contra los adolescentes que van a la discoteca, contra los ancianos que no nos comprenden, contra el gobierno, contra los impuestos, contra las autoridades, contra el tráfico, estamos penetrando en una problemática de este tipo.

En este estado, uno tiende a formular una crítica excesiva, quizá sin tener todos los elementos necesarios para formarse una opinión correcta, para descubrir después que habíamos exagerado o que incluso estábamos equivocados.

En este estado, nos mostramos con frecuencia irritables, puntillosos, meticulosos y altaneros.

Creemos que las personas que nos rodean no saben nada y que sólo nosotros somos sensibles, cultos, capaces de comprender lo que está bien y lo que está mal.

Este tipo de comportamiento tiene que ver con la dificultad de observación respecto a los demás; por tanto, lo que nos molesta de ellos no es más que un reflejo de lo que nos sucede.

Así, lo que no nos gusta de nosotros nos provoca inseguridad, por eso ostentamos una fachada de seguridad, de alta cultura, de superioridad.

Este estado, si se prolonga en el tiempo, puede provocar aislamiento, dado que las personas criticadas suelen evitar a quien les critica y, por consiguiente, la soledad va aumentando y empeora su juicio sobre los demás: de este modo, cae en el clásico círculo vicioso.

Este estado de ánimo puede afectar incluso a quien pertenece a pequeños grupos, o familias, no muy bien aceptados por la comunidad, lo que les confiere un sentimiento de superioridad derivado de su marginación: nos aislamos dentro de un grupo para no sentirnos rechazados.

El tipo Beech puede ser víctima de trastornos gastrointestinales y reumáticos, los primeros a causa de la tendencia a contenerse e imponer (también en un sentido físico) y los segundos a causa de la rigidez excesiva.

También en los niños se manifiesta como una crítica desmesurada hacia los demás (nunca les satisface nada: la comida, el color del jersey, el juguete nuevo) y, por consiguiente, como una mala relación con los demás niños, a los que intenta imponer su propia voluntad, dirigiendo los juegos, por ejemplo, porque sólo él conoce las reglas.

Cuando este comportamiento deja sitio a la tolerancia y a la indulgencia, así como a la capacidad de ver todo lo bueno que tiene la vida, estas personas se vuelven imprescindibles para los demás. A su talento natural por la belleza, que los convierte en artistas, arquitectos, pintores y estilistas potenciales, o bien en terapeutas, se le añade una visión global y una lucidez que pueden sernos de gran ayuda.

EN RESUMEN

El tipo Beech reacciona de forma intolerante y arrogante porque no se acepta a sí mismo, con sus límites, ni acepta a los demás.

DESDE UN PUNTO DE VISTA POSITIVO

Estas personas son capaces de valorar los aspectos positivos y negativos de las cosas, formulando un juicio inteligente: a su lucidez mental se le añade un ansia de perfección que puede conducirlo a un elevado desarrollo espiritual.

4. Centaury

Centaurium umbellatum, centaura

... hasta cuando la blanca
cabeza temblando diga
a todo siempre que sí...

(CATULO)

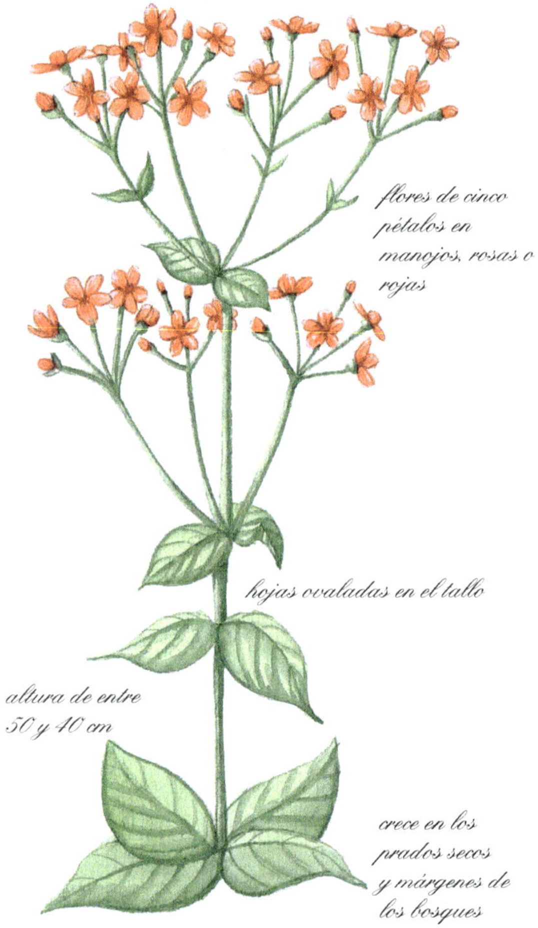

Indicaciones: para todos aquellos que no saben decir que no y que se desviven en todo momento por servir y complacer a los demás.

Principio activo: la posibilidad de autorrealizarse y mantener una colaboración equitativa.

Síntomas: agotamiento, sensación de cansancio, palidez.

Desde niña, Atilia siempre ha sido muy silenciosa. Una niña dócil y tranquila que no creaba problemas. Siempre dispuesta a ceder su merienda a sus hermanos, más fuertes que ella; a ayudar a su madre; a hacer compañía a la abuela. Un auténtico tesoro, en fin. Cuando creció, se convirtió en una bella muchacha, quizás un poco esquiva. Con veinte años, se enamoró de un buen chico, muy apegado a su familia, hijo único, y se casaron al poco tiempo. Dado que no tenían mucho dinero y su marido estaba muy unido a su madre, que entretanto había enviudado, fueron a vivir con su suegra.

Así, Atilia se encontró viviendo en casa ajena, con una suegra muy quisquillosa y un marido a menudo ausente. Pasaron los años y Atilia se consagró a su familia. Entretanto, habían tenido dos hijos y la vida no le resultaba nada fácil, puesto que su suegra cayó enferma y tuvo que cuidarla hasta su muerte. Y cuando creía que por fin podría gozar de un poco de tranquilidad y ocuparse de sí misma, dado que sus hijos ya eran mayores y su marido estaba al borde de la jubilación, a su madre le diagnosticaron una arteriosclerosis, y ni sus hermanos ni sus respectivas mujeres querían asumir responsabilidad alguna. Así que, a pesar de que le aconsejaron que ingresaran a su madre en un asilo, ella no se vio con fuerzas de hacerlo y se la llevó a su casa.

Han pasado diez años y Atilia cada vez se siente más cansada. Cuidar a su madre significa renunciar a salir por las noches, no tener un momento de tranquilidad y ni siquiera hacer un buen viaje con su marido.

Y hay que contar además con sus nietos, auténticos diablillos que, de vez en cuando, con cualquier excusa, le traen sus hijas porque... ¡necesitan respirar un poco!

«¿Sabes, mamá? La familia es algo muy hermoso, pero ¡hay que aprender a pensar también un poco en uno mismo!»

¿Cuántas personas conocemos que se parecen a este retrato?

¿Y cuántas veces nosotros hemos dicho que sí, cuando en realidad queríamos decir que no?

Las personas que caen en este estado se sienten débiles con frecuencia, agotadas y extenuadas, porque su incapacidad de decir que no les lleva a asumir encargos que después se revelan demasiado gravosos.

Este tipo de personas se caracteriza por una gran disponibilidad básica y una acusada tendencia a la abnegación, que acaba por desembocar en una sumisión excesiva o, en el peor de los casos, en la autodegradación. Se trata, por lo general, de personas muy sensibles, al límite mismo de la sensibilidad, que con frecuencia saben lo que piensan los demás y cuáles son sus sentimientos, lo que les suscita un equivocado sentimiento de piedad y la clarividencia profunda de lo que los demás esperan de ellos.

En efecto, se parecen un poco al tipo Agrimony; como este último, sienten aversión por las discusiones y las disputas y tratan a toda costa de complacer a los demás por miedo a no ser aceptados. Pero, mientras que el tipo Agrimony es una persona alegre que acepta la compañía con gusto y es el alma de la fiesta, el tipo Centaury es más bien sumiso, esquivo y trata siempre de no hacerse notar demasiado.

A menudo, estas personas se sienten turbadas por los consejos ajenos, dominadas, y se exponen a ver debilitada su vitalidad por culpa de los demás.

Los niños sienten gran necesidad de reconocimiento y halagos, se desconciertan ante un reproche y buscan a toda costa complacer a padres y parientes.

Desde el punto de vista físico, quien cae en este estado de ánimo puede manifestar trastornos estomacales, tendencia a la palidez y rigidez en el plexo solar.

Si el tipo Centaury aprende a defender su propio espacio, aun manteniendo intacta su sensibilidad y disponibilidad hacia los demás, puede colaborar con ellos de forma armoniosa, ganándose su estima, confianza, respeto e incluso admiración: confirmaciones que busca constantemente a través de los demás y que, por falta de autoestima, trata de ganarse anulando su propia voluntad.

EN RESUMEN

El tipo Centaury tiene una voluntad débil, dice que sí cuando querría decir que no y se deja dominar por los demás, quienes lo manipulan para sus fines egoístas.

DESDE UN PUNTO DE VISTA POSITIVO

Si Centaury logra activar la integración y activación con los demás, puede mantener intacta su propia personalidad sin perder de vista su misión en la vida.

5. Cerato

Ceratostigma wilmottiana, plumbago

... y lo único que sabe
es que nunca ha sabido nada...

(OMAR KHAYYAM)

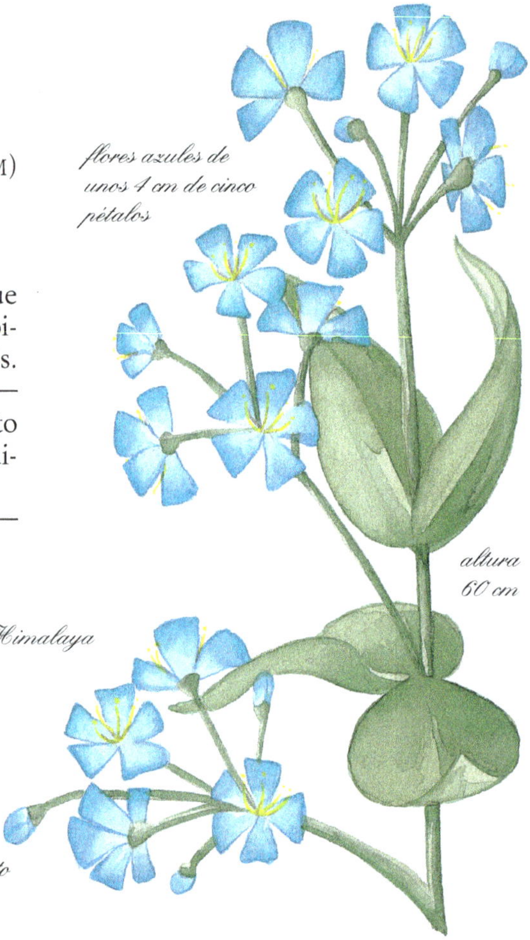

Indicaciones: para todos aquellos que no confían en su propia voz interior y piden continuamente consejo a los demás.

Principio activo: la entrada en contacto con la percepción interior y con la intuición.

Síntomas: ansiedad, estrés.

Joaquín está siempre atento a las modas. Así, a pesar de que no es muy alto y tiene cierta tendencia a la obesidad, se enfunda unos tejanos de una talla menor y una enorme cazadora de cuero. Por otro lado, todos sus amigos se visten así... Joaquín odia el baile y no tiene el menor sentido del ritmo, pero «la discoteca es el lugar de encuentro de la juventud y, además, ¿qué pensarán las chicas si no bailo?».

Joaquín no está callado un momento, hace un montón de preguntas inútiles y pide continuamente consejo a sus amigos: «¿Qué hago? ¿Adónde voy? ¿Llamo a la chica que he conocido en la discoteca? ¿Compro la moto X o la moto Y?».

Lo mejor del caso es que, si la respuesta no se corresponde con la que él espera, Joaquín, en lugar de decidir por su cuenta, pide consejo a otro amigo, después a otro, y otro y aún a otro más. De manera que cada vez se siente más confuso, cada vez más desorientado, más preso de los hábitos de los demás, que ni siquiera le corresponden.

La personalidad de Joaquín se aviene perfectamente con la que encarna esta planta.

Quien cae en este estado tiene una fuerte sensibilidad que le conecta con su voz interior (¡que nunca se equivoca!), pero no confía en sí mismo ni en sus intuiciones. Así, atribuye una importancia excesiva a las opiniones de los demás y trata de imitarlos, aunque en su interior siente que se está equivocando.

Hay quien incluso llega a hacer daño, atribuyendo demasiada importancia a personas o a instituciones cuya superioridad y autoridad reconocen. Es el caso de las dietas leídas en algunas revistas, a las que muchas mujeres atribuyen un papel fundamental, aunque digan después: «¡Imagínate! Yo nunca he podido soportar el ajo, pero como esta revista dice que es un poderoso antiséptico, pues...». Y no dudan entonces en seguir la sugerencia. Hasta la próxima vez, cuando lean en otro diario que la coliflor es imprescindible y caigan de nuevo en otra dieta, en otra locura, en otra moda.

Con frecuencia, el tipo Cerato tiene toda la pinta de ser un estúpido, un ingenuo o un bobo.

De hecho, en su búsqueda de confirmaciones y consejos, adora las convenciones y cuanto le mantenga integrado en el grupo, lo que le convierte en víctima propiciatoria de personas sin escrúpulos.

Los niños tienden a preguntar si lo que han hecho está bien; en el colegio, repasan una y otra vez los deberes por miedo a haberse equivocado. A menudo, no levantan la mano aunque saben perfectamente la respuesta, porque les parece imposible que realmente sea correcta.

En esencia, se trata de personas que no confían en sí mismas ni en sus propias intuiciones, por lo que consideran inviable saber cuál es la respuesta adecuada a los problemas. Se preguntan continuamente: «¿Estará bien lo que hago? ¿Es posible que todo sea tan sencillo? ¿Qué harían los demás en mi lugar?».

De hecho, se preocupan enormemente por integrarse en el grupo y, dado que su percepción puede inducirles a desear tomar decisiones o actuar de modo distinto al de las personas que les rodean, se preocupan por esta diferencia y hacen lo posible por disimularla.

Si estas personas aprenden a confiar en sus propias certidumbres y privilegian el contacto con su voz interior —aunque esto les distancie un poco de los demás—, pueden llegar a crear nuevos patrones de comportamiento, aportar inspiración e innovación al grupo, actuar como un buen coordinador y mejorar la integración entre el pensamiento abstracto y su elaboración concreta, con gran beneficio tanto para sí mismo como para quienes le rodean.

EN RESUMEN

El tipo Cerato no confía en su intuición porque vive su diferencia como algo negativo, que no debe potenciar de ningún modo.

DESDE UN PUNTO DE VISTA POSITIVO

Cerato puede desarrollar la conciencia de que el mundo ha avanzado gracias a la intuición de quienes han sentido en su interior que las cosas podían resolverse con métodos distintos y han tenido la osadía de seguir su propio impulso.

6. Cherry Plum

Prunus cerasifera, cerezo

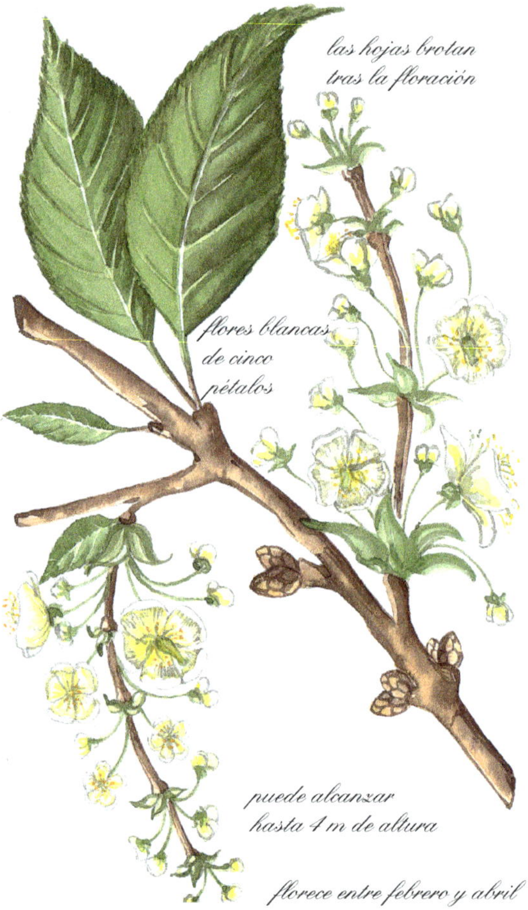

... así luchamos con la gran tempestad...

(ALCEO)

Indicaciones: para todos aquellos que sienten en su interior una gran tensión y tienen miedo de hacer algo horrible.

Principio activo: está relacionado con la relajación, con la posibilidad de ser espontáneos y con el equilibrio interior.

Síntomas: una calma aparente, agresividad.

Camilo es una persona metódica y ordenada. En su casa, nada está fuera de su sitio.

En la cocina, las tazas descansan sobre una repisa con todos los mangos alineados hacia la izquierda y los platos perfectamente apilados por colores. Por no hablar de los vasos... en orden decreciente, de mayor a menor, todos en fila como soldaditos.

¡Y cuidado con desordenarlo! Que lo digan las pobres muchachas que lo han intentado... Muy pocas, por otro lado, puesto que Camilo suele estar solo. No se fía de nadie, y no quiere que nadie meta las narices en sus asuntos, y menos aún en su propia casa.

Lo raro es que, en contraste con este orden aparente, en sus cajones y armarios (cerrados con llave) Camilo guarda una confusión espantosa. Los calcetines, sin emparejar, se mezclan con los jerseys, las camisas están desordenadas, y más vale no hablar de los pijamas...

Camilo mantiene incluso un diario, donde lo consigna todo: enfados, miedos, dudas, pensamientos, amores, pero... ¡guardado en un cajón y cerrado con llave!

No sólo es que Camilo lo guarde todo, sino que incluso muestra una tendencia enfermiza a tener cerca un montón de fruslerías inútiles. A veces, le asalta el deseo de quemarlo o romperlo todo, incluso de desaparecer. (En efecto, siente como si tuviese oculta en su propia casa una bomba de relojería.) Después, recupera su vida tranquila de todos los días, compuesta de gestos siempre iguales, de orden aparente, de control total.

Camilo teme perder la cabeza, el autocontrol, ganado a fuerza de sacrificios, y hacer algo terrible. En una palabra, tiene miedo de sí mismo y de sus reacciones.

Quien cae en esta condición está sometido a una gran tensión interior, que no se atreve a desahogar, y su estado se percibe de forma inconsciente. De este modo, se activan conscientemente unos mecanismos de fuerte control para contener una furia que se percibe como amenazante y que se teme exteriorizar. En ocasiones, quien cae en este estado posee las semillas de una violencia que desearía desahogar sobre los demás o sobre las cosas que le rodean, hasta el punto de que su mente puede verse asaltada por pensamientos terribles de destrucción y de descomposición que dirige hacía sí mismo y hacia los demás.

Puede ocurrir que caiga en esta situación de manera momentánea, a causa de fuertes presiones externas, como es el caso de una importante decisión que tomar: de ser así, se asoman a nuestra mente pensamientos destructivos, si bien no violentos.

Pertenecen a esta flor aquellos que no logran estarse quietos y andan hacia delante y hacia atrás como tigres enjaulados o, por el contrario, personas a las que les traiciona una calma forzada.

Quienes están en este tipo sufren una fuerte desconexión con su yo superior y, por lo tanto, han perdido la orientación, se sienten abandonados e, incapaces de reaccionar para afrontar las desconcertantes fuerzas que sienten crecer en su interior, se arrojan en brazos del miedo.

En los niños, pueden detectarse actitudes airadas, maniáticas e incluso fóbicas. Se trata de niños que siempre quieren jugar al mismo juego, que se hunden si se les niega sus tejanos favoritos, que saltan y se mueven continuamente por todas partes; que un buen día pueden, de repente, pegarle un puñetazo tremendo a su mejor amigo por una tontería.

Pueden sufrir enuresis nocturna, ya que de noche pierden el control que logran conservar durante el día, y tartamudez.

En ocasiones, las personas de este tipo pueden haber vivido experiencias paranormales durante la infancia o la adolescencia, que reprimieron por miedo a verse ridiculizados o, peor aún, ser marginados.

En esta tipología se incluyen también aquellos padres que tienen una tendencia acusada a un exceso de orden y que desahogan sobre sus hijos la tensión acumulada, expresándola tanto verbalmente como con malos tratos físicos.

Desde el punto de vista físico, puede presentarse tartamudez incluso en adultos, estreñimiento, acné, alergias y problemas capilares.

Si Cherry Plum aprende a sacar a la luz su valentía, su energía (que posee en cantidad considerable) y su espontaneidad, puede acceder a conocimientos más vastos y comprender cuál es su verdadera misión, sin dejarse atemorizar por los impulsos que oculta en su interior, que debe aprender a aceptar como una parte imprescindible del alma humana.

EN RESUMEN

La tipología Cherry Plum está muy relacionada con la lucha por mantener el autocontrol, con la consiguiente tensión y contracción interiores.

DESDE UN PUNTO DE VISTA POSITIVO

Cherry Plum puede echar mano de sus recursos positivos para poder conducir al paciente hacia la luz y soportar la adversidad con coraje y determinación.

7. Chestnut Bud

Aesculum ippocastanum, yema de castaño de Indias

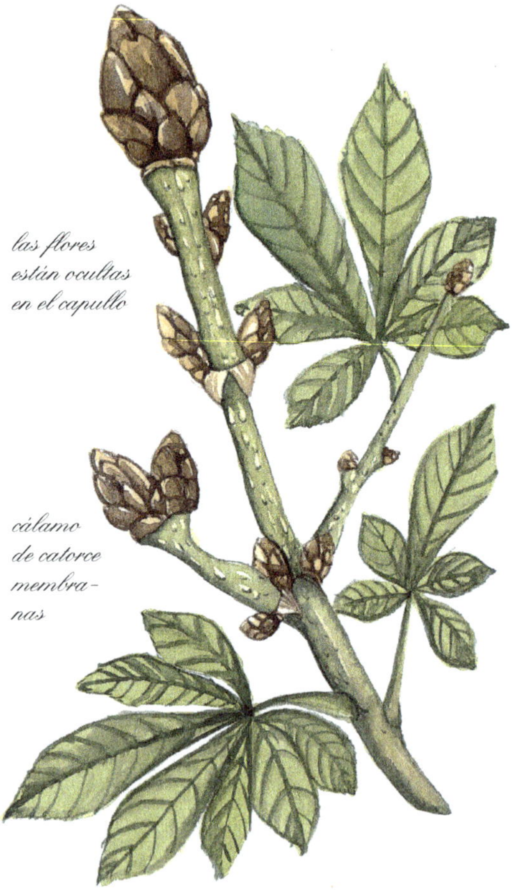

el árbol puede alcanzar los 35 m de altura

... ay, muy pronto
sólo tristeza y tedio
había despertado el mundo
en su pecho.

(ALEXANDER PUSHKIN)

Indicaciones: para todos aquellos que tienden a repetir los mismos errores y no aprenden de la experiencia acumulada.

Principio activo: está relacionado con el valor de la experiencia y con el aprendizaje potencial que de ella se deriva.

Síntomas: dolor de cabeza, gastritis, apatía, tendencia a padecer las mismas dolencias.

«¡Mira que eres despistado!», dice la madre de Carlos, «es la tercera vez que tropiezas en el mismo escalón, y eso que ayer estaba en el mismo sitio... ¿No puedes prestar más atención?»

No. No puede prestar atención, por la simple razón de que ni siquiera se había dado cuenta. No sabe por qué le ocurre, y probablemente tampoco le importa demasiado.

De adulto, Carlos siempre se enamora del mismo tipo de mujer: vulgar, aparatosa, que lo pone en un aprieto y le hace sufrir.

«Esta vez saldrá bien», dice Carlos, cuando, después de otro fracaso sentimental, comienza otra relación.

Y, al cabo de poco, vuelve a encontrarse con los mismos problemas, los mismos aprietos, el mismo sufrimiento.

Con el trabajo, Carlos tiene los mismos problemas. Una vez tras otra se entrega de lleno ante una nueva oportunidad, que acaba por frustrarse.

«Por lo que se ve, no tengo suerte...», comenta Carlos que, a pesar de todo, nunca se toma muy a pecho sus desventuras.

Y así, de error en error, de fracaso en fracaso, Carlos se arrastra por la vida, con la esperanza de que las cosas cambien. Sí, ¿pero cuándo?

Carlos nunca logra ningún progreso porque sigue agitándose inútilmente sin atesorar realmente su experiencia.

El tipo Chestnut Bud posee una gran fantasía que pone al servicio de una realidad completamente personal. Estas personas suelen tener problemas de orientación espacio-temporal: les cuesta conectarse con la realidad cotidiana, ya sea por desinterés o falta de observación, y todo lo que les ocurre lo viven de una manera superficial.

Difícilmente son capaces de extraer una enseñanza de las experiencias ajenas y, en cualquier caso, tienden a aprender muy lentamente; es como si vivieran proyectadas hacia el futuro, que de hecho nunca llega y, cuando lo hace, es distinto a como lo habían imaginado.

El obstáculo más importante nace del hecho de que quien pertenece a esta flor tiende a no preguntarse nunca con seriedad en qué se ha equivocado, ni se esfuerza en no caer en el mismo error. Por el contrario, el tipo Chestnut Bud vuelve con precisión matemática al punto en el que se encontraba antes de equivocarse y recorre de nuevo exactamente el mismo camino. Es como si creyera que, volviendo a pasar por el mismo sitio con tenacidad, el obstáculo se apartará por sí mismo.

Es lo mismo que les ocurre a los niños: en el colegio, por ejemplo, se empeñan en cometer los mismos errores aunque, a diferencia del niño Cerato, que cree que se equivoca incluso cuando lo hace bien, el niño Chestnut Bud ni siquiera se da cuenta de que se ha equivocado.

Suelen andar llenos de cardenales y cortes porque su falta de atención les lleva a tropezar una y otra vez.

En ocasiones, estas personas se ven asaltadas por una intensa sensación de impaciencia y falta de interés, provocada por el hecho de que, a pesar de las apariencias, están mentalmente más adelantadas que los demás. Poseen una escasa coordinación con el presente: no conciben el concepto del «aquí y ahora». La impresión que ofrecen a los demás es la de los ingenuos un poco despreocupados. De hecho, quienes pertenecen a esta flor nunca se sienten completamente infelices. Por ello, los desconocidos les atribuyen una superficialidad, como si no lograran encontrarse a sí mismos y dar la vuelta a la llave del pasado para abrir el futuro. Lo que, sin embargo, no significa que sean estúpidos... ¡todo lo contrario! Es sólo que se dan cuenta de sus errores pero no saben cómo ponerles remedio.

Desde el punto de vista físico, pueden manifestar jaqueca, acné, problemas estomacales y, sobre todo, una tendencia a recaer siempre en las mismas enfermedades.

Chestnut Bud posee una mente brillante y una base sólida para construir su futuro, a condición de que se mantenga en el «aquí y ahora». Espacio indispensable para capitalizar las experiencias, manteniendo la atención sobre los acontecimientos de todos los días y desarrollando el sentido de la observación respecto a uno mismo y respecto al ambiente circundante.

EN RESUMEN

Sus características están relacionadas con la dificultad de reelaborar experiencias, con la prisa y la falta de concentración.

DESDE UN PUNTO DE VISTA POSITIVO

Chestnut Bud sabe aprovechar al máximo sus propias experiencias para capitalizarlas positivamente y hallar el lugar que le corresponde en la vida.

8. Chicory

Chicorium intibus, achicoria silvestre

... y todo amor es pantalla
de la tristeza...

(SALVATORE QUASIMODO)

Indicaciones: para todos aquellos que se autocompadecen, piensan únicamente en sí mismos y son muy posesivos.

Principio activo: está en relación con la abnegación, el amor maternal, la amabilidad y el cuidado afectuoso de los demás.

Síntomas: enfermedades psicosomáticas, depresión y trastornos coronarios.

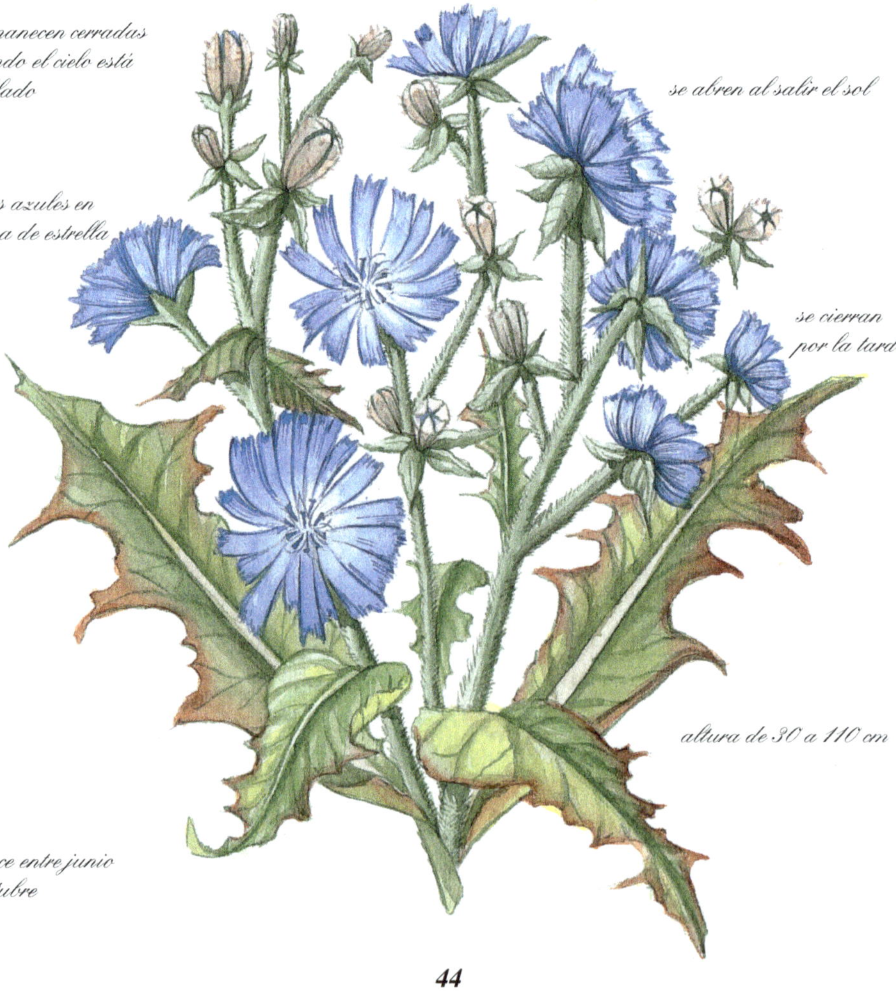

Cecilia es una madre modélica: la casa siempre en orden, las camisas del marido y de los hijos perfectamente planchadas, y las tortas... ¡para chuparse los dedos!

Cecilia suele tener achaques. Nada grave, por supuesto, pero tanto su marido como sus hijos la miran levemente preocupados. Ella no dice nada, pero se nota que se encuentra mal. Quizás está planchando una camisa, frente al televisor, y deja escapar una especie de quejido... Y cuando le preguntan qué tiene, ella baja los ojos con aire turbado y dice: «Nada, nada...», pero en aquel «nada» está todo: los sacrificios que hace, el marido que se va con los amigotes y la deja sola en casa, el hijo menor que tiene una nueva novia que a ella no le gusta nada...

Cecilia adora a su familia y le gusta que todos se reúnan a su alrededor los domingos y festivos. Como es lógico, las vacaciones las pasan todos juntos. Una gran familia: los hijos, las nueras, las novias, los sobrinitos y ella, que corre arriba y abajo para preparar la comida, coser los vestiditos, planchar, lavar y ordenar.

Los niños, entre tanto, querrían ir a su aire, tal vez salir con los amigos el domingo o ir de vacaciones a la montaña, pero... ¡trágame, tierra! Empiezan a brotar las lágrimas, los pequeños chantajes y, para colmo, mamá cae enferma y, ¿quién se atreve a dejarla sufriendo justo el día de Navidad?

Y así empiezan los tira y afloja, la madre que pide y la mujer que pretende y el pobre chico en medio, con un sentimiento de culpa hacia las dos, tratando de contemporizar... Pero esa ya es otra historia...

Cecilia es lo que podríamos llamar una «madraza»: esta característica, muy femenina, consiste en dar aparentemente sin reservas y con mucho amor, pero que en realidad lo hace para tener más, es decir, con la expectativa de recibir algo a cambio. Confía en recibir una compensación importante: una atención continua y constante.

Así, quien pertenece a esta flor trata continuamente de poseer a las personas que le rodean: de hecho, no hay que menospreciar el intercambio energético que se genera en el seno de la familia.

Con mucha frecuencia, el tipo Chicory —característica no sólo femenina— ha sido a su vez un niño Chicory.

Es decir, un niño que desde pequeño ha tratado de atraer constantemente la atención de sus padres y que, si no se le prestó rápidamente, desembocaba en escenitas, llantos y, en el peor de los casos, fiebre, dolor de barriga e incluso vómitos. En ocasiones, el niño Chicory tiene una tendencia acentuada al estreñimiento: una señal elocuente en la dinámica de la posesión. Así como se enfada si su mejor amigo se va a merendar con otro niño o si la maestra ha puesto mejor nota a su compañero de pupitre o, simplemente, le ha encomendado un pequeño recado.

Este niño suele resultar delicioso mientras logra mantener la atención de los demás hacia él; cuando esta atención disminuye, hace todo lo que puede por recuperarla, ¡sin medias tintas ni excluir los golpes!

Hay que tener en cuenta que quien cae en este estado, ya sea niño o adulto, es siempre una persona con un carácter muy fuerte y, por consiguiente, con una potencialidad muy alta que, sin embargo, no utiliza de manera correcta.

Así pues, estas personas son posesivas, egoístas e incluso tiránicas (especialmente, las más mayores).

Las mujeres son cluecas que lo guardan todo y a todos bajo su ala, con lo que impiden que sus hijos crezcan y vivan su propia vida.

A menudo, manipulan situaciones y personas para mantener intacta su fuerte influencia, y es que en realidad querrían que tanto las situaciones como los sentimientos permanecieran inmutables, estáticos, seguros. Como el cordón que une a la madre con el feto.

Pertenecen a esta flor también los novios y maridos aprensivos, que siempre dicen lo que hay que hacer y lo que no, que no dejan autonomía alguna a los demás y se ocupan de todos los aspectos económicos de la familia. Organizan, critican y guían a su mujer y a sus hijos.

Son personas que temen no ser amadas y perder con facilidad el afecto de sus seres queridos, por lo que, cuando poseen algo, se pegan a ello de forma casi obsesiva o incluso enfermiza, hasta el punto de que la enfermedad puede ser su llave de acceso para despertar la compasión, el interés y la dedicación de los demás.

En realidad, están profundamente convencidas de que amar quiere decir tener derecho automáticamente a recibir algo a cambio: «Yo te he dado amor, y tú debes quedarte conmigo todas las noches», o bien: «He hecho muchos sacrificios por ti, así que tienes que venir a buscarme todos los domingos», y así con todo.

Y si no obtienen lo que buscan, caen enfermas: una forma sutil de manipulación que, por lo demás, logra desencadenar en el otro un intenso sentimiento de culpa.

Están ávidas de simpatía y, como quiera que buscan la aceptación general, sienten una gran necesidad de compañía, por lo que son muy locuaces y tienden a hablar de sus males (reales o imaginarios). Se compadecen de sí mismas, son irritables, pusilánimes, quisquillosas, puntillosas e hipercríticas. En una palabra, enormemente insatisfechas.

Desde el punto de vista físico, pueden presentar problemas intestinales (estreñimiento), bloqueos energéticos, problemas de articulaciones (sobre todo en manos y brazos), bulimia, retención hídrica, sinusitis, bronquitis, accesos de tos e insuficiencia hepática.

Chicory posee una voluntad muy acusada y un gran sentimiento de amor que si se canaliza de la manera correcta, hace del paciente una persona generosa, desinteresada, rica en calor humano, con una gran capacidad para dar ternura, tan segura y fuerte que proporciona un punto firme y una guía muy valiosa para quienes le rodean.

EN RESUMEN

Chicory es egoísta y posesiva porque no se valora positivamente a sí misma, piensa que no le van aceptar y tiene mucho miedo de perder el amor y el afecto de quienes le rodean.

DESDE UN PUNTO DE VISTA POSITIVO

Chicory puede echar mano de su gran reserva de amor para repartirlo a manos llenas, sin pedir nada a cambio porque está satisfecho de lo que tiene y de lo que los otros pueden realizar gracias a su apoyo.

9. Clematis

Clematis vitalba, clemátide, vitalba, barba de viejo

... y largos, e inacabados, eran aquellos en los que yo meditaba, dignos de ser soñados...

(GIOVANNI PASCOLI)

Indicaciones: para todos aquellos que prestan escasa atención al mundo circundante, para los soñadores, para quien no siente un gran interés por la vida y se proyecta más hacia el futuro.

Principio activo: está relacionado con el idealismo y la capacidad de trascender la dimensión cotidiana.

Síntomas: trastornos de la memoria y del equilibrio, distracción, manos sudorosas y desmayos.

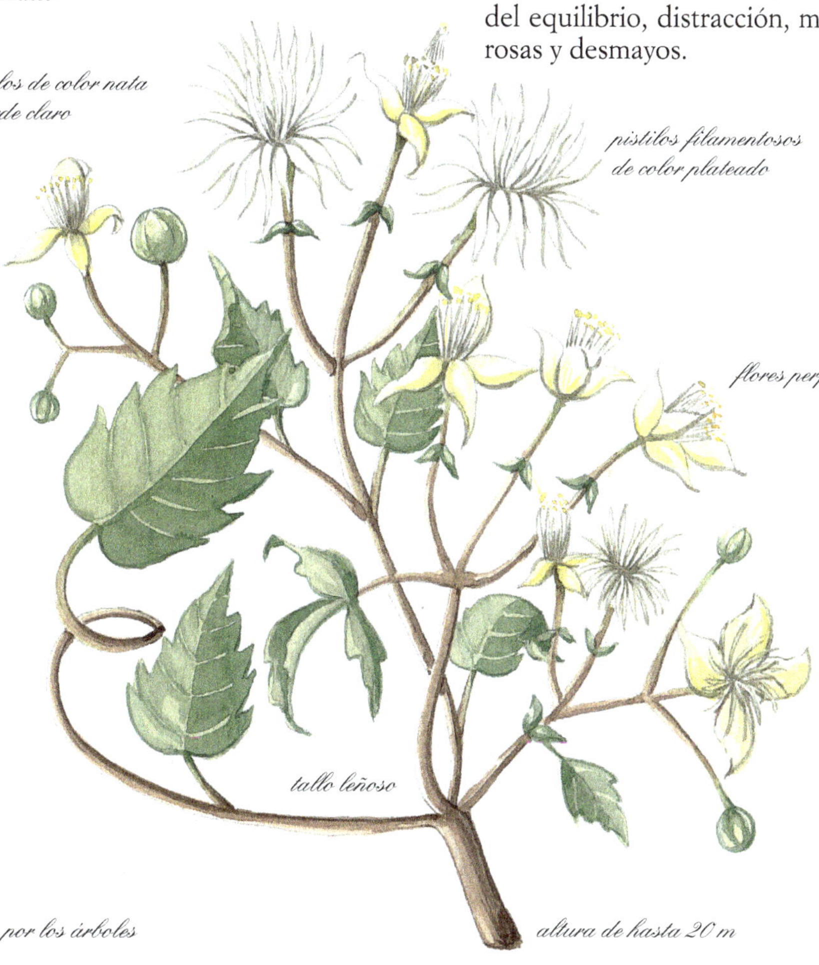

Héctor es una de esas personas de las que no te puedes fiar. No porque sea malo, todo lo contrario: es una persona muy dulce, afable y para nada egoísta, pero también muy distraído; tanto, que puede llegar a desesperar a todos los que le rodean.

Si invita a sus amigos a ir a su casita de la montaña, tras tres horas de coche empezará a hurgarse en los bolsillos, primero con calma y después frenéticamente, mientras balbucea: «Pero... ¿dónde demonios han ido a parar las llaves? Vaya... Creía que las había cogido...». Tras un rato de búsqueda, en vano, Héctor mira alrededor con una apacible sonrisa de disculpa y les dice: «Bueno, muchachos... mmmmm... No sé qué deciros... ¡Creo que las he perdido! Tranquilos. Hay un hotel en el valle. Quiero decir que vamos a tener que dormir allí...».

Mientras vuelven al coche, Héctor se gira para dar una última mirada a su amada casita y... ¡epa! Se tuerce un pie, cae y rueda por la pendiente unos cien metros. Por suerte, no se ha hecho más que unos arañazos. Él está tranquilo, pero sus amigos, pobrecillos, ¡se han llevado un buen susto!

A Héctor estas cosas le pasan cada día. De hecho, suele ir lleno de cortes, cardenales y rozaduras. Nada grave, por supuesto, pero quienes le rodean no dejan de preguntarse qué nuevo accidente le habrá pasado hoy. No habrá respuesta, como a todas las demás preguntas que se le formulan. Porque, además, Héctor ni siquiera se da cuenta de que le están hablando.

Lento, distraído, soñador, quien pertenece a esta flor vive en su mundo de fantasía, del que cuesta sacarlo.

Absorto en pensamientos que sólo él conoce, raramente implicado en lo cotidiano, el tipo Clematis tiende a sumirse en sus ensoñaciones.

Necesita dormir y, en ocasiones, logra adormecerse en los momentos más inesperados, como, por ejemplo, en una conferencia.

Con frecuencia tiene una mirada perdida y soñadora, agravada por el hecho de que este tipo de personas puede tender a la miopía o a los trastornos oculares, derivados de no querer mirar el mundo tal como es: ya que se ha construido un mundo ideal que no se corresponde con la realidad. En algunos casos, puede producirse incluso sordera, una variante de la negativa a ver. A Clematis, entre otras cosas, le suelen molestar los ruidos fuertes.

Muestra una debilidad difusa, se golpea, se cae o se corta por cualquier motivo. De hecho, es víctima de accidentes, incluso de tipo doméstico, en una proporción muy superior a la media.

Se confunde con facilidad, tiene tendencia a olvidar incluso lo que estaba a punto de decir o hacer, y las mujeres son propensas al desmayo.

En ocasiones, muestra una indiferencia de fondo que hace que acepte las noticias con la misma tranquilidad, tanto si son buenas como malas y, cuando cae enfermo, reacciona menos que los otros pacientes a los medicamentos, y puede llegar a poner en un aprieto al médico.

Estas personas adolecen de falta de concentración, son idealistas, tienen excesiva imaginación y son temerarias, más por falta de información que por auténtica valentía. En los casos de fuerte desequilibrio, pueden sentirse desdichados, obsesionarse con la religión o acariciar la idea del suicidio.

Los niños Clematis son muy distraídos, están siempre en los cerros de Úbeda y en la escuela son un desastre.

Aparentemente desmotivados, en realidad están inmersos en su mundo imaginario, lleno de colores, donde todo es posible y en el que se divierten una barbaridad. De hecho, son muy fantasiosos, por lo que suelen caer en el aislamiento: es fácil detectarles cierta tendencia a no ver u oír bien. Más bien pálidos e inapetentes, no son muy amigos de los juegos de movimiento y prefieren quedarse en casa. No les gusta ser molestados durante sus actividades ni aprecian los cambios.

Hay que destacar que en estas personas se ocultan grandes posibilidades creativas: de hecho, pueden ser artistas de talento (poetas, pintores, músicos, aunque también artesanos), o bien médicos, terapeutas o grandes *chefs*. Lo que les importa es cultivar su propia creatividad manteniendo el contacto con los aspectos materiales de la vida. Si no lo logran, acaban por toparse con la realidad y sufrir numerosas desilusiones.

Desde el punto de vista físico, además de los problemas oculares o auditivos que ya hemos citado, suelen tener las manos y los pies fríos, la presión baja, una sensación de vacío en la cabeza, debilidad física y anemia.

Si Clematis se abre a su auténtica misión y está dispuesto a reconocer la «conexión» entre el mundo material y el espiritual, y por tanto acepta la realidad, puede no sólo incrementar su interés hacia la vida, sino sobre todo sacar partido de su creatividad, enriqueciendo el mundo que le rodea y sintiéndose por fin parte integrante de la comunidad, ya que será capaz de infundir inspiración y eficacia a la vida de todos los días sin delimitar por ello su pensamiento, sino más bien moviéndose libremente hacia horizontes cada vez más abiertos.

EN RESUMEN

Clematis huye de la realidad para acceder a su mundo ideal, hecho a su medida y que le permite evitar enfrentarse con la auténtica naturaleza de lo cotidiano.

DESDE UN PUNTO DE VISTA POSITIVO

Clematis puede acceder a su gran creatividad para trasladarla a la vida material y ampliar no sólo sus horizontes, sino también los de quienes le rodean, encontrando así su auténtico lugar en el mundo.

10. Crab Apple

Malus pumila, manzano silvestre

Oh, compañeros, ¿qué fin os empuja,
o cuál os induce a error
por tan errado y desusado camino?

(VIRGILIO)

Indicaciones: para todos aquellos que aspiran a un mundo inmaculado, para quienes les molesta u obsesiona la suciedad o que creen que en ellos mismos hay algo poco limpio.

Principio activo: se relaciona con la pureza y limpieza de los propósitos, con el equilibrio interior y con la desintoxicación.

Síntomas: miedo a las enfermedades, intoxicaciones, alergias y problemas cutáneos.

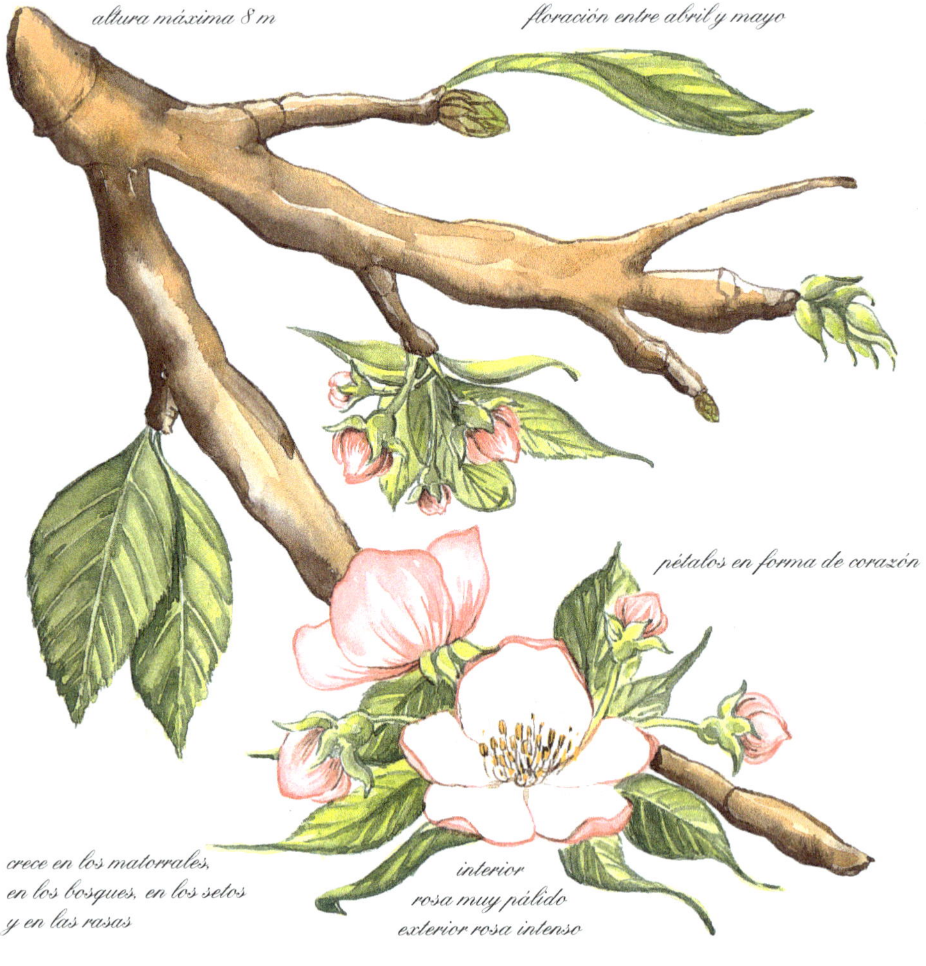

Cada vez que sale de viaje, ya sea largo o corto, Dina empieza a inquietarse por las condiciones higiénicas del lugar que va a visitar. Así que lleva encima un neceser con todos sus medicamentos de urgencia («si me pongo enferma, no me fío de los médicos locales») y, sobre todo, botellitas de detergente.

Una vez en el hotel, aunque sea de los mejores, lo primero que hace Dina es inspeccionar el baño con aire circunspecto y un poco melindroso. Después, si no está satisfecha, lo que le suele ocurrir a menudo, se arma de guantes y detergente y lo repasa todo con esmero.

¡Por no hablar del drama que le supone tener que recurrir a los servicios públicos! Trata de evitarlo de todas las maneras posibles y, si no puede, envía a su marido, a su hija o a una amiga a inspeccionar el lugar. Y, cuando vuelven, les asalta a preguntas: «¿Cómo es?» «Normal y corriente», le contestan. «Pero, ¿normal decente o normal así así?» «Pues normal...», le responden.

Entonces, empiezan las dudas: «¿Qué hago? ¿Voy? ¿O espero a encontrar uno mejor?». La indecisión continúa y no se atreve a entrar hasta después de un buen rato.

Aparentemente, el problema de Dina parece de poca importancia. Pero, dejando a un lado las consideraciones de orden práctico (porque hay que admitir que un viaje en tales condiciones no va a ser muy tranquilo que digamos), esta actitud puede ocultar unos trastornos más serios.

De hecho, el problema que denota la flor Crab Apple se basa en un sentimiento de suciedad exterior e interior, y en el malestar que esto implica.

Así, el tipo Crab Apple puede sentirse martirizado por las manifestaciones corporales (sudor, forúnculos, menstruación, olores, aliento), que trata de ocultar y de modificar de todas las maneras posibles, como lavarse las manos continuamente, aplicarse talco, ducharse dos o tres veces al día, usar desodorante o goma de mascar sin cesar, etc.

A esta categoría pertenecen también las amas de casa que tienen la manía de la limpieza, que usan desinfectantes en lugar de detergentes normales, que se obsesionan con las manchas, con el suelo brillante o con los platos y pretenden que todo resplandezca y esté en perfecto orden, quizás a despecho de quienes le rodean. De hecho, imponen el uso de zapatillas para no ensuciar el suelo, se preocupan más por el desorden de la sala de estar que de gozar de la compañía y no soportan que se cambien los objetos del sitio.

Con frecuencia, estas personas tienen problemas con el sexo, no les gusta tocar ni ser tocadas y no aprecian los besos ni los abrazos.

Tienen miedo de los insectos, de los alimentos en mal estado, de la contaminación, de las enfermedades e incluso de los resfriados. Odian la tos.

A menudo, estas personas tienen una mala relación con los animales, sobre todo domésticos.

Además de problemas de tipo físico, pueden manifestarse también otros relacionados con el desorden interior, como los malos pensamientos, el disgusto de uno mismo o el no sentirse aceptado por lo que se es. No gustarse. Creer que no se está a la altura. O de haberse intoxicado físicamente.

En ocasiones, se detecta una excesiva sensibilidad por los desórdenes públicos y privados, la corrupción, la pornografía y los residuos. Como si se tratara de obtener la limpieza del yo a través de una progresiva desintoxicación del mundo circundante, a todos los niveles.

Hay que considerar que, dentro de la tipología Crab Apple, se encuentran también personas que tienen una sensibilidad muy superior a la media. Estas personas perciben más que las demás cualquier tipo de desarreglo físico, ambiental o espiritual, y se sienten contaminadas por él, a causa de una sensibilidad muy distinta y, por lo tanto, de un potencial de absorción de las vibraciones energéticas superior al resto de la gente.

También en los niños este cuadro se relaciona con la sensación de suciedad y de rechazo de las manifestaciones físicas. Son niños que se cambian de ropa a menudo, que jamás se pondrían una prenda con manchas, que no quieren usar lavabos ajenos, que no prueban alimentos que desconocen, que raramente juegan con la tierra o ruedan por un prado.

Crab Apple se utiliza con éxito también como desintoxicante. A nivel físico, es ideal para atenuar las molestias causadas por alergias, resfriados y catarros, así como también los efectos secundarios de ciertas medicinas o terapias. Es muy útil en caso de problemas de piel, pruritos, eczemas, así como de cardenales y quemaduras.

Por su utilidad práctica, ha sido incluido en la crema Rescue Remedy, que puede aplicarse sobre cortes, quemaduras, cardenales o ante cualquier emergencia cotidiana.

Crab Apple redimensiona la sensación de pureza y de equilibrio físico que es correcto buscar dentro y fuera de nosotros, dándonos la capacidad de reconocer lo que realmente nos puede contaminar.

En las personas sensibles, Crab Apple aporta claridad pero también desapego, lo que les permite restablecer el contacto con su propio yo superior. Se obtiene así una gran ampliación de la perspectiva mental, lo que invita a no detenerse en los detalles o los pequeños malestares, a menudo exagerados.

Crab Apple ayuda también a las personas que sienten repugnancia por las expresiones de su propio cuerpo o de su propia mente, acabando con la aversión que sienten por sí mismas y la falta de autoaceptación consiguiente.

EN RESUMEN

Crab Apple busca en la limpieza exterior excesiva y en el orden exagerado un remedio a la suciedad interior y a la no aceptación de uno mismo y del mundo que nos rodea.

DESDE UN PUNTO DE VISTA POSITIVO

Crab Apple nos permite ver por fin las cosas en sus justas proporciones, dándonos así la dimensión correcta de nosotros mismos y de los episodios que nos afectan o atañen al mundo exterior.

11. Elm

Ulmus procera, olmo

... intento por mí mismo hallar los medios de fuerza y vida...

(TITO LUCRECIO CARO)

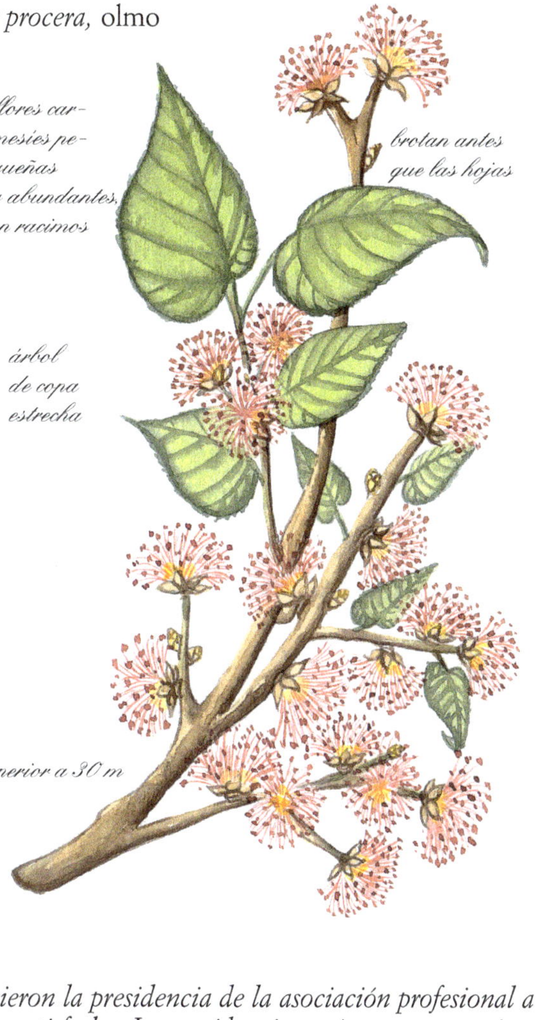

Indicaciones: para todos aquellos que se sienten cansados y agotados y creen que no estarán a la altura de su cometido.

Principio activo: representa la responsabilidad equilibrada, que aporta bienestar incluso a quienes nos rodean.

Síntomas: trastornos psicosomáticos, nerviosismo, sensación de malestar.

Cuando a Luis, directivo de éxito, le ofrecieron la presidencia de la asociación profesional a la que pertenecía, se sintió muy halagado y satisfecho. La presidencia venía a coronar veinte años de brillante carrera en una gran multinacional. Luis tenía entonces grandes responsabilidades, viajaba con frecuencia al extranjero y no le regateaba el tiempo al trabajo: de hecho, dirigía un equipo de producción compuesto por casi ciento ochenta personas. Luis estaba muy apegado a su familia y amigos: así, para él los fines de semana eran sagrados y raramente renunciaba a ellos por motivos de trabajo. Y es que ese era el momento que podía dedicar a la familia y estar todos juntos, compartiendo las experiencias de la semana, visitando a amigos y parientes, que lo consideraban un punto de referencia para su equilibrio y serenidad.

La verdad es que nuestro amigo pensó que lograría arañar un poco de tiempo de aquí y de allá para dedicarlo a la presidencia de la asociación.

«¿Qué necesito?», pensaba. «Un poco de organización, los colaboradores más idóneos, alguna que otra innovación y luego... ya veremos.»

Pero, a medida que pasaban los meses, se dio cuenta de que las cosas se le hacían cada vez más agobiantes, que todos le venían con exigencias, que la familia quería pasar más tiempo con él, que los amigos necesitaban su apoyo. Además, la asociación la llevaban voluntarios, así que en caso necesario no podía contar con ninguno y le tocaba a él apechugar y cargar con los viajes, las reuniones y las discusiones. En suma, nuestro Luis no tenía un minuto libre.

Hasta que, un buen día, al preparar una ponencia para el congreso internacional de especialistas, a Luis le embargó el miedo de no lograrlo, de no llegar a tiempo, de no estar a la altura de la situación. El desconcierto de nuestro amigo es de los que hacen época. Algo que había estado haciendo durante años, le parecía ahora un objetivo difícil, casi inalcanzable, y así pasaba las noches dando vueltas en la cama, preguntándose cómo hacerlo... «Quién sabe, tal vez si dimitiera...»

¡Luis no se daba cuenta de que lo único que le pasaba es que estaba agotado! Como persona normal que era, tenía unas necesidades de reposo, y había exagerado al hacerse cargo de todo.

La flor del olmo es uno de los mejores remedios para el cansancio.

Las personas que la necesitan son, por lo general, buenos líderes, capaces de desempeñar con eficacia su trabajo y que con frecuencia ocupan puestos de responsabilidad, no sólo en empresas sino también en ayuntamientos o escuelas. Y es que tienen la característica de ser intuitivos y capaces. El problema es temporal, al estar asociado con épocas de cansancio debido a una carga excesiva de trabajo: los problemas, que al principio pueden manifestarse en forma de malestar psíquico, acaban reflejándose también en el cuerpo.

Este malestar suele ir acompañado con frecuencia por debilidad y dolores en las piernas provocados por contracciones, problemas en las rodillas e incluso dolor de garganta y predisposición a cuadros griposos. En ocasiones, coincide con momentos fisiológicos especiales, como la menopausia o, en las personas más sensibles, con la fase descendente del biorritmo, aunque siempre aparece acompañada por una fatiga excesiva. Estas personas muestran una acusada vocación altruista y un gran interés por el bienestar y la seguridad de los demás, junto con un alto sentido de la responsabilidad, lo que en ocasiones les hace perderse de vista a sí mismos y ser incapaces de percibir claramente las señales de aviso. Se activa entonces el mecanismo del «ya no puedo más», que no es más que un signo consciente derivado del físico, una señal de alarma que permite recuperar la conciencia de nuestros límites.

Elm devuelve la conciencia de las propias fuerzas y permite analizar con claridad el problema, favoreciendo que la persona juzgue con serenidad y objetividad sus necesidades de reposo.

EN RESUMEN

Elm se desanima porque tiene la sensación de estar apabullado por las responsabilidades y se siente desplazado.

DESDE UN PUNTO DE VISTA POSITIVO

La flor del olmo infunde coraje y ayuda a que las personas den lo mejor de sí mismas según su capacidad y en función de una responsabilidad equilibrada.

12. Gentian

Gentiana amarella, genciana

... sólo porque, ahora ya, me resigno como un espejo, como un pobre espejo melancólico...

(Sergio Corazzini)

Indicaciones: para aquellos que se sienten deprimidos, dubitativos y faltos de coraje.

Principio activo: está en relación con la confianza, la fe y la integración.

Síntomas: mal humor, depresión, pesimismo.

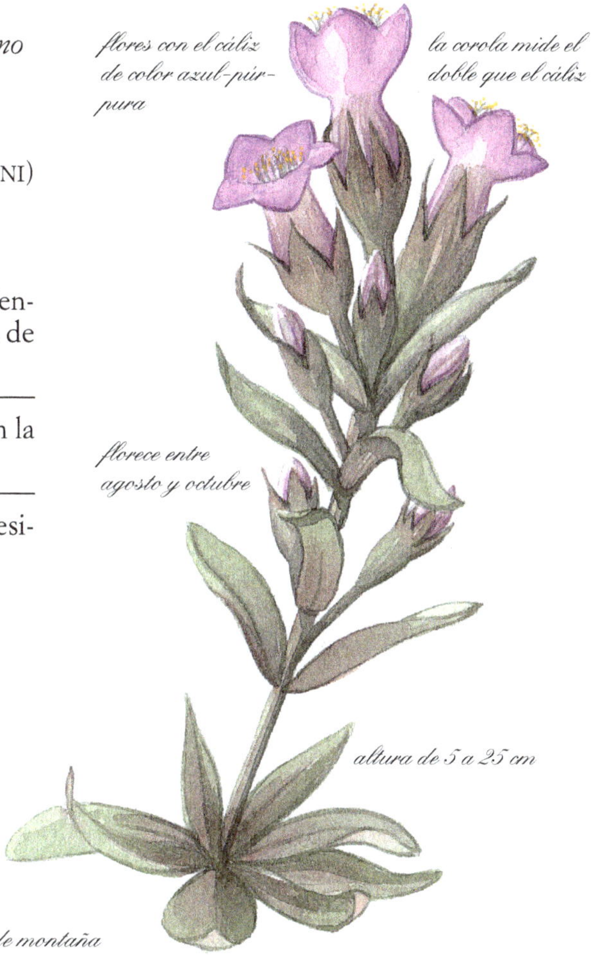

Últimamente, Úrsula se viste siempre de gris: falda larga, zapatos sin tacón, nada de maquillaje, pelo recogido con una goma. Claro que no está en un buen momento, pues su novio la dejó hace unos meses a las puertas de la boda. Sin embargo, desde hace un tiempo, parece disfrutar con su situación, llenándola de pesimismo. Si alguna amiga la invita a dar una vuelta, para ver si se repone, tal vez para conocer chicos, ella suspira: «Para qué vamos a salir, si todos los chicos son iguales...» Así pinta su vida de un gris nebuloso y deprimente. De nada sirven las palabras de ánimo de amigos y familiares. Para Úrsula todo se ha torcido (el tiempo, la vida, el futuro), y así lo proclama a todo aquel que quiera escucharla. Y, cuanto más intenta hacerle ver quien la acompaña los aspectos positivos de la vida, más se obstina ella en su escepticismo y grisura...

Úrsula ha caído en el estado de ánimo Gentian, una condición que hace que nos sintamos desilusionados, deprimidos, escépticos y melancólicos.

A menudo, cuando se cae en este estado, sobre todo a causa de contratiempos o problemas externos, uno sigue atormentándose analizando cada situación y limitando así su propia capacidad de percepción.

A esta flor pertenecen también el pesimista convencido, siempre a la caza de acontecimientos negativos que le demuestren que su pesimismo está totalmente justificado, y el gran escéptico, que hace de su escepticismo un tópico, negándolo todo y a todos, utilizando una forma de pensamiento muy intenso pero claramente negativo.

En esta condición de duda constante, incluso cuando las cosas van de la mejor manera, uno acaba atribuyendo al menor obstáculo un peso tan relevante que nos exponemos a perder el sentido de las proporciones y a abatirnos con facilidad. De hecho, uno está tan convencido de que no puede cambiar nada y no puede escapar de ciertas situaciones, que acaba realmente perdiendo de vista el panorama general.

En este estado puede caer también quien padece una larga enfermedad o ha sufrido una recaída, quien ha perdido a su pareja o acaba de separarse, los parados de larga duración o quien ha abandonado su casa para hacer una cura de reposo.

Estas situaciones pueden suscitar depresión y falta de fe en el futuro y en el mundo que nos rodea. Nos sentimos desorientados, apabullados por los obstáculos y víctimas de los acontecimientos negativos.

En los niños, el estado Gentian puede manifestarse cuando las cosas no van bien en la escuela, cuando se sienten decepcionados por sus amigos, o también, en los niños más sensibles, porque su mascota ha muerto o incluso simplemente porque se ha roto su juguete favorito.

En ocasiones, estos niños son tristes y enfermos, y tienden a mostrarse cerrados y taciturnos, como si no quisieran encontrar una solución positiva a sus problemas.

Desde el punto de vista físico, Gentian puede estar relacionado con ciertos tipos de alergias, con accesos de tos y un funcionamiento incorrecto del estómago e intestino.

Cuando perdemos los ánimos, cuando nos parece que todo va mal y va a seguir así, cuando perdemos el contacto con nuestro yo superior y la duda anida en nuestro interior, Gentian nos ayuda a ver las dificultades sin caer en la desesperación, así como a considerar su peso de manera realista.

EN RESUMEN

Gentian se deprime y se vuelve escéptico ante sus posibilidades de recuperación porque ha perdido la visión global de la situación y la conexión con su yo superior.

DESDE UN PUNTO DE VISTA POSITIVO

Gentian acepta las dificultades como parte integrante de su propio camino y confía en el éxito de sus empeños sin dejarse apabullar por los posibles obstáculos.

13. Gorse

Ulex europaeus, retama, hiniesta

... pero el infeliz, a quien del largo afán el peso es gravoso, y muere la esperanza en el corazón...

(VINCENZO MONTI)

Indicaciones: para quienes están desesperados y piensan que no podrán mejorar, hagan lo que hagan.

Principio activo: se conecta con el concepto de esperanza y de aceptación de lo que puede depararnos la vida.

Síntomas: palidez, indiferencia, trastornos crónicos.

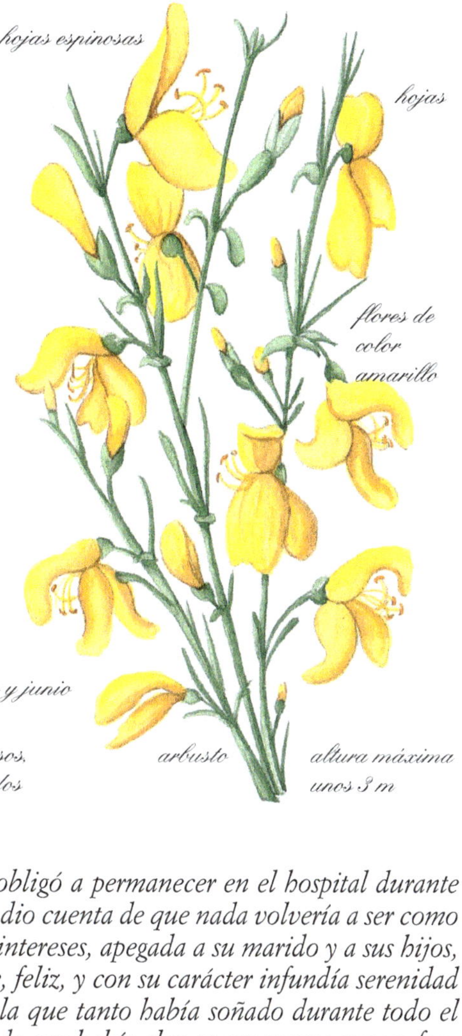

Emma tuvo un grave accidente de coche que la obligó a permanecer en el hospital durante casi tres meses. Pero lo peor vino luego, cuando se dio cuenta de que nada volvería a ser como antes. Emma era una mujer muy activa, llena de intereses, apegada a su marido y a sus hijos, por los que se desvivía. Era una mujer muy alegre, feliz, y con su carácter infundía serenidad por doquier. Por desgracia, al volver a casa, con la que tanto había soñado durante todo el tiempo de hospitalización, empezó a darse cuenta de que había algo en sus manos que no funcionaba bien. Cuando trataba de hacer cualquier tarea, como las camas o coser, le dolían terriblemente. Así, empezó a consultar a un médico tras otro, a someterse a toda suerte de terapias, radiografías, rayos y masajes, a visitar a especialistas nacionales y extranjeros y a emprender tratamientos alternativos, todo ello con escasos resultados. A medida que el tiempo pasaba, Emma se sometía a las curas con menos entusiasmo: lo hacía sólo por complacer a su familia, aunque en su interior sentía que ya no mejoraría, que nada sería ya como antes, y cada día se hundía más y más en la desesperación por todo lo que ya no podría hacer, así como por la profunda sensación de malestar que le provocaba este estado incurable...

La mayoría de las personas que sufren una enfermedad crónica o incluso incurable se exponen a caer en el estado Gorse.

De hecho, tras someterse a las terapias y constatar una escasa mejoría, empiezan a pensar que quizá no valga la pena y cada vez sienten menos deseos de probar nuevos métodos, que acaban considerando como auténticos experimentos.

Esta actitud es muy peligrosa, porque acaba provocando un doble daño: el que se instala en el cuerpo etérico, al haber perdido el contacto con el propio yo y descartar la esperanza de mejorar, y el que anida en el cuerpo físico. Y es que no hay duda de que la falta de esperanza impide también que el físico reaccione a los tratamientos.

El aspecto del tipo Gorse es también característico: por lo general pálido, casi amarillento, ojeroso y con la mirada apagada, lógico en quien ya no espera nada de la vida.

Con frecuencia, estas personas pueden perder el interés no sólo por su propia situación sino también por el mundo que los rodea. Como si, en cierto modo, hubieran declinado formar parte de él.

Se han librado internamente a la ineluctabilidad de su situación y ya no esperan que nada o nadie pueda modificarla, aunque sí están dispuestos a dejarse ayudar para complacer a los demás.

Gorse puede ser útil también para aquellos niños que presentan enfermedades crónicas, manifiestan alguna invalidez, han sido sometidos a graves operaciones o sufren minusvalías debidas a accidentes.

Gorse puede ayudarnos a transformar esta profunda sensación de desesperación, inducirnos a aceptar el momento que estamos viviendo y facilitarnos la recuperación a pesar de las recaídas, con la conciencia de que nada es seguro o inmutable en la vida y que las cosas pueden cambiar.

Si se hace la luz en la oscuridad del alma, se puede liberar una gran reserva de energía que desbloquee nuestro estado de ánimo negativo y nos permita acceder a una nueva esperanza y a una nueva seguridad. En ciertos casos, incluso se puede superar la situación.

EN RESUMEN

Gorse pierde la esperanza a causa de una situación difícil, en la que la confianza se ve sometida a una dura prueba.

DESDE UN PUNTO DE VISTA POSITIVO

Gorse adquiere una nueva disposición de ánimo hacia la propia situación, aceptando el propio destino y tratando de salir adelante.

14. Heather

Calluna vulgaris, brezo
... Hablo y sólo hablando
satisfacción me procuro:
hablo, y no me preocupo
por si crédito me das;
hablo, mas no me pregunto
si mi dicho aprobarás,
ni si tranquilo tú estás
en mi propio razonar...

(PIETRO METASTASIO)

Indicaciones: para aquellos que no soportan estar solos y se preocupan en exceso por sus propios problemas.

Principio activo: está en relación con la capacidad de escuchar, con la comprensión de los demás y con la solicitud para prestar ayuda a quien la necesita.

Síntomas: trastornos imaginarios, insomnio, claustrofobia, pusilanimidad.

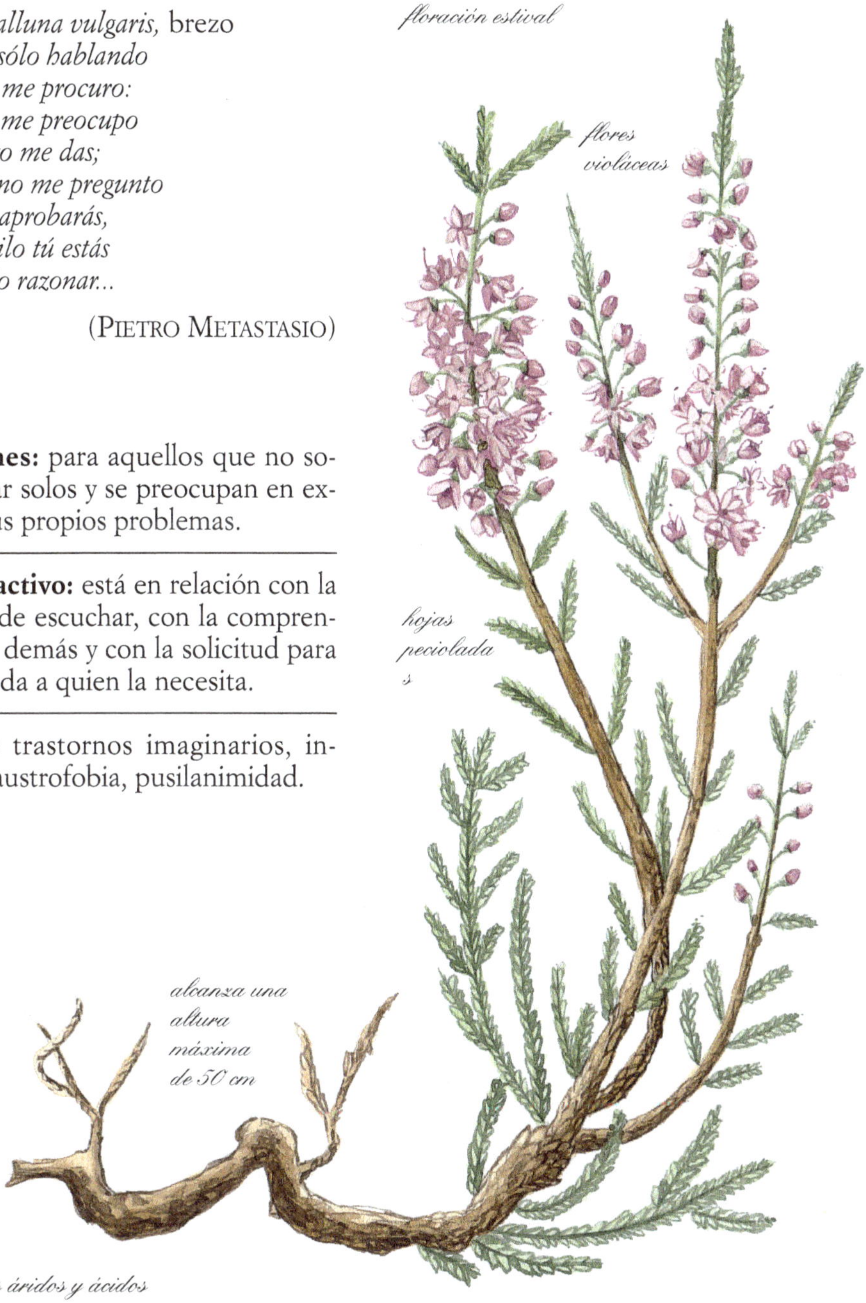

Gabriela ha alcanzado ese momento de la vida en que parece que todo se escapa y que nada es ya como antes. Los hijos ya son mayores, el marido no está nunca... Gabriela se siente sola. Por ello, recurre a sus viejas amigas o trata de buscar en otras nuevas la compañía que no encuentra en su casa. Gabriela tiene también algún que otro achaque, nada serio, por supuesto... ¡cosas de la edad! Pero lo cierto es que va de capa caída, se siente realmente enferma y consulta a un médico tras otro.

A quien quiera escucharla, Gabriela le explica su enfermedad: cuántas medicinas toma, los análisis que le han hecho, qué le han dicho los médicos, las enfermeras, los especialistas...

Luego, ya puestos, pasa a hablar de su marido, de sus hijos, de la vecina o de los cambios de tiempo que agravan sus dolores.

Desgraciadamente, Gabriela se da cuenta de que, a pesar de sus conversaciones, cada vez está más sola y se pregunta cómo ha llegado a esa situación. Y entonces llama por teléfono a una amiga, y cuando esta le empieza a explicar que su marido tiene problemas en el trabajo, ella le interrumpe enseguida para decirle: «Dímelo a mí... Si supieras qué vida llevo... Porque, mira, a mi marido...», y empieza entonces su largo monólogo hasta que la amiga, que no ha logrado decir una palabra, le suelta: «Perdona, pero tengo la olla en el fuego... Tengo que estar por ella...». Y Gabriela vuelve a encontrarse sola, a sentirse vacía e incomprendida; empieza a pensar entonces que realmente es muy desgraciada, porque ni siquiera puede hablar cinco minutos seguidos con una amiga...

Todos hemos sufrido este estado: en un momento de dificultad, cuando las cosas cambian, cuando tenemos un problema serio, sentimos la necesidad, para descargar tensiones, de hablar con alguien y quizás en ese momento exageramos un poco, queremos atraer toda la atención de nuestro interlocutor y encima pretendemos que nos escuche.

Muy distinta es, lógicamente, la situación de quien hace de ello una forma de vida. En el fondo hay siempre una gran sensación de soledad, una falta de alimento de nuestro niño interior y una pérdida de contacto con nuestro yo.

De este modo, nos arriesgamos a volvernos unos charlatanes inoportunos, de esos que no dan un minuto de descanso, que no dejan hablar a los demás y que, por ejemplo, durante una fiesta incluso llegan a arrinconar a su oyente para que no se escape.

A menudo, estas personas buscan con desesperación, casi con avidez, el contacto con los demás, porque anhelan a toda costa su aprobación y simpatía: tienen una necesidad desmesurada de calor humano.

Los tipos Heather no soportan estar solos e intentan, a través de la compasión, atraer la atención o incluso el afecto de los demás: así, se exponen a volverse enfermos imaginarios o, en el mejor de los casos, a atosigar a todo el mundo con la descripción minuciosa de sus propios achaques, que por lo general no son más que menudencias.

Manifiestan también una fuerte preocupación por sus propios problemas y un escasísimo interés por los demás, hasta el punto de adoptar una actitud egoísta. Las mujeres son de lágrima fácil, tienden a ser muy posesivas o caen en la autocompasión.

No por casualidad, este estado de ánimo suele detectarse con facilidad tanto en personas muy mayores como en los niños.

Ambos necesitan acaparar el afecto ajeno, porque creen que no reciben bastante: intentan entonces dar a entender con su comportamiento esta profunda carencia.

Los niños Heather tienden a ser exhibicionistas y un poco caprichosos; utilizan la comida como mercancía de intercambio afectivo con sus padres, tanto si lo rechazan como si exageran su consumo, sobre todo con los dulces; juegan con una fogosidad excesiva y después se cansan enseguida. A menudo, sus compañeros los evitan porque son demasiado exigentes y no dan nada a cambio.

De hecho, esta flor se identifica con una fuerte sensación de privación y, por tanto, la petición que formulan al exterior es también muy fuerte: Heather cree tener derecho al afecto y al alimento emotivo, y se comporta como si se lo debieran.

Por desgracia, Heather no es consciente, en ese momento, de que lo que desea ardientemente no puede obtenerlo por la fuerza, y que bastaría con escuchar el propio yo para mantener una relación más equilibrada con los demás.

Desde el punto de vista físico, pueden detectarse pequeños malestares, como tos, insuficiencia hepática y afecciones cutáneas.

La persona Heather vive encerrada dentro de sí, aunque sin estar plenamente en contacto con su ser. Necesita descubrir el maravilloso don de la empatía para restituir el intercambio energético y volverse más receptiva hacia su entorno. De este modo, podrá observar sus problemas con mayor serenidad y experimentará una gran satisfacción ante lo bello que es interesarse por los demás.

Si se equilibra, podrá desarrollar una gran capacidad de comprensión y solidaridad al confrontar aquello que le ofrece la vida con sentido del humor y tolerancia, y transmitir a las personas que le rodean los frutos de su propia experiencia.

EN RESUMEN

Estas personas sienten una gran necesidad de afecto que intentan obtener mediante la autocompasión para atraer la atención de los demás.

DESDE UN PUNTO DE VISTA POSITIVO

La terapia con estas flores permite mejorar la relación con los demás, ganándose la estima y el afecto a través de la transformación personal y la comprensión y la tolerancia desinteresadas.

15. Holly

Ilex aquifolium, acebo

... Cada día que pasa
es un yermo recaer
en la sombra que me invita...

(ALFONSO GATTO)

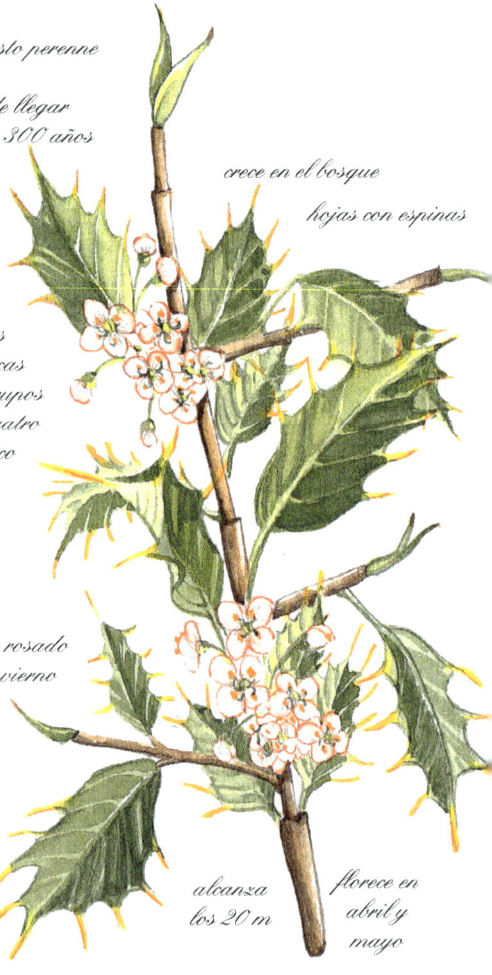

Indicaciones: para todos aquellos que, en ocasiones, se sienten presa de los celos, el deseo de venganza, la envidia y la sospecha.

Principio activo: está relacionado con el gran potencial del amor y con la apertura del corazón.

Síntomas: relaciones difíciles con los demás, depresión, insomnio, miedo a ser excluidos.

Roberto es muy celoso de su novia, Emilia. Que no se le ocurra hablar con un desconocido o, peor aún, ir a tomar un helado con un viejo amigo, porque si no el escándalo hará época. Roberto monta unas escenitas tremebundas con su vozarrón, hasta el punto de que a veces a Emilia le parece haberse prometido con un salvaje, por no decir con un ogro. En realidad, Roberto es un excelente muchacho que se derrite con una simple caricia pero que hay veces que, en lugar de hablar, ladra. Sobre todo, si hay otro hombre a la vista. Roberto también es muy sensible a los insultos y, en ciertos casos, un poco violento. Ir en coche con él es un verdadero suplicio. No aguanta las descortesías, por pequeñas que sean, por lo que no hace falta mucho para que baje la ventanilla y empiece a vociferar. Si al desafortunado se le ocurre volverse... ¡trágame, tierra! «Botarate, baja del coche que te voy a romper la cara... Ven aquí, que vas a ver...», etc. Entonces, si el insultado le hace un mal gesto y trata de escabullirse, ya tenemos a Roberto apretando el acelerador y saliendo en su persecución. Quiere alcanzarlo a toda costa para vengarse por la ofensa. Por suerte, basta con el tráfico o los providenciales semáforos para calmar los ánimos encrespados. La pobre Emilia, sin embargo, sale siempre avergonzada.

Holly ayuda a comprender que los celos son la parte equivocada del amor y que no hay ninguna necesidad de controlar a nuestra pareja para tener una garantía de felicidad. De hecho, se trata de una flor muy indicada para quien se siente inseguro y tiene miedo de no recibir suficiente amor.

Así como el amor tiene una energía muy fuerte, en ocasiones descomunal, los obstáculos en el camino lo son también cuando caemos en el desequilibrio. Así, nuestro gran amor se convierte en odio, venganza, celos, sospecha, envidia, alegría por las desgracias ajenas y maldad.

Ser capaz de reconocer estos sentimientos ya implica un gran paso en el camino de la conciencia para alcanzar el equilibrio.

A veces, quien cae en este estado se siente infeliz sin saber el motivo. Otras, por el contrario, siente una profunda amargura y es incapaz de perdonar cualquier error, incluso los más antiguos. Es también muy común la tendencia a quejarse de los demás y a ser demasiado desconfiados.

A menudo, estas personas tienen una sensibilidad excesiva a los insultos; a la mínima ofensa, replican con violencia y albergan proyectos de venganza. También caen fácilmente en el equívoco: es decir, tienden a ver la mala fe donde no la había.

En ciertos casos, tienen el corazón realmente endurecido, y tienden a estimar en muy poco a los demás, a colocarlos en los niveles más bajos de su consideración.

En los niños, el estado Holly es frecuente cuando, por ejemplo, nace un nuevo hermanito. El niño tiene miedo de verse excluido y, así, para llamar la atención hacia él, puede volverse colérico e incluso agresivo y violento.

Desde un punto de vista físico, el tipo Holly puede presentar problemas de corazón, hígado y, en ocasiones, también de pulmones (ya que le cuesta hallar su propio sitio).

Holly es la flor del amor divino, un arbusto que los antiguos celtas consideraban sagrado y que, con el tiempo, se convirtió en símbolo de la conciencia y el amor de Cristo. El desequilibrio que expresa Holly está relacionado con una gran potencialidad: una persona que tiene hambre de amor, en el momento en que se vuelve consciente, es capaz de devolverlo en igual medida sobre los que le rodean.

Holly nos ayuda a vivir en el amor y la expansión, que es capaz de transformar alquímicamente lo que nos ocurre, y que nos ayuda a exteriorizar nuestras sensaciones. Este es el verdadero papel del corazón, más allá de su función puramente fisiológica. El corazón es nuestro punto de contacto con el amor divino y, gracias a su ley, podemos transmutar lo que penetra en nuestro interior devolviéndolo hacia el mundo externo en forma de paz, belleza e incluso solemnidad armónica.

EN RESUMEN

Holly está lleno de amor, pero sus sentimientos son dolorosamente negativos.

DESDE UN PUNTO DE VISTA POSITIVO

La asunción de Holly permite ver el gran potencial de la fuerza del amor y nos otorga la conciencia de que este sentimiento puede exteriorizarse, reconociendo nuestro yo y obteniendo protección por parte del mundo que nos rodea, sin necesidad de resistirse a él.

16. Honeysuckle

Lonicera caprifolium, madreselva

¡Recordar las pasadas cosas, aunque triste,
y que el afán perdure!

(GIACOMO LEOPARDI)

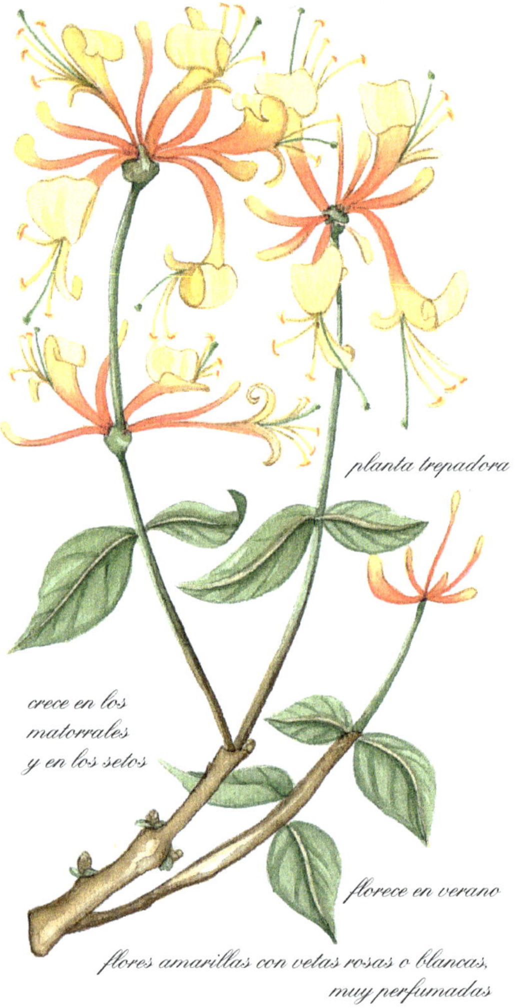

Indicaciones: para todos aquellos que están volcados en el pasado y les cuesta separarse de él.

Principio activo: tiene que ver con la transformación y la experiencia que alimenta.

Síntomas: crisis de llanto, somnolencia, depresión, apatía.

Alejandro construye puentes. Un trabajo muy bello, si no fuera porque le obliga a viajar por todo el mundo. ¿Bello? «Eso lo dirás tú», rebate Alejandro. Al principio, no estaba nada mal: siempre de aquí para allá viendo otros países, corriendo aventuras y degustando comidas exóticas. Pero después, no sabe cómo ni por qué, le asaltó una nostalgia tremenda de su casa. La primera vez le ocurrió cuando, tras dos o tres meses no sólo lejos de España, sino incluso de la civilización, le concedieron una semana de vacaciones; fue a visitar entonces la ciudad más cercana, distante unos dos mil kilómetros de la cantera, y vio la bandera rojigualda ondeando en el balcón de la embajada. Alejandro sintió un nudo en la garganta y unas ganas de llorar enormes. Empezó a recordar los cocidos de su madre, los paseos en bicicleta a orillas del Ebro, los sábados viendo los partidos de fútbol por la televisión, su novia, que no veía desde hace mucho tiempo, los amigos, el cine, el tráfico, las vacaciones en la costa...

En resumen, en un santiamén el pobre Alejandro se sintió transportado a un mundo que le parecía no haber visto en años y que, en aquel momento, le parecía bellísimo, inalcanzable, plagado de mil promesas, de olores, de sabores, casi mágico...

En el estado Honeysuckle, ya sea o no transitorio, la persona, a pesar de vivir en el presente, dirige sus energías hacia el pasado para transformarlo a su medida, olvidando que en la evolución constante está el secreto de la transformación y de las leyes de la vida.

Honeysuckle es la viuda que llora a su marido y no se decide a deshacerse de sus viejos trajes, la hija que mantiene la habitación de la madre muerta tal como estaba cuando ella vivía o, en el extremo, la madre que aún pone un cubierto en la mesa para el hijo desaparecido prematuramente...

Honeysuckle es también la familia que se traslada a vivir a otra ciudad y no logra adaptarse a ella, o quien se niega a envejecer y sigue vistiéndose como si tuviera veinte años, o el deportista que sigue luciendo en el salón los trofeos que ganó hace cuarenta.

A menudo, son Honeysuckle las personas ancianas, puesto que no pueden ver en el futuro una posibilidad de vida mejor; y es que, frecuentemente, se ven excluidos de la realidad familiar y, por lo tanto, sólo volviéndose hacia el pasado sacan fuerzas para sobrevivir.

En la condición Honeysuckle, uno tiende a referirse de continuo al pasado, tanto interiormente como durante la conversación.

El pasado resulta idealizado y uno querría que todo volviese a ser como era antes. Así, se piensa en los buenos tiempos con melancolía. Con frecuencia, uno no se resigna a la pérdida de una persona amada y vive inmerso en los recuerdos.

Honeysuckle es también la flor de quien ha dejado escapar las ocasiones y se arrepiente constantemente, viviendo en el pasado en lugar de en el presente, y soñado con los ojos abiertos o incluso imaginando que lleva una vida distinta.

Esta flor está relacionada también con aquellas muchachas a las que ha abandonado el novio y sueñan aún que volverán a reconciliarse o que, peor aún, habiendo encontrado otro amor, inexplicablemente siguen pensando en el primero, haciendo continuas comparaciones y preguntándose cómo se habría comportado él en tal o cual circunstancia.

En los niños, esta tipología puede detectarse en quienes no van por propia voluntad a la escuela o a la guardería, sienten nostalgia de su casa cuando están de vacaciones o permanecen apegados a sus primeros juegos, algo frecuente también en adolescentes que siguen durmiendo con su osito de peluche, quizás ya despellejado, y que no pueden pegar ojo sin él.

Desde el punto de vista físico, pueden presentarse problemas de vesiculitis, dolores en los hombros, arterioesclerosis, cataratas, quistes, lumbalgias, dolores dentales o pérdida de piezas.

Honeysuckle nos regala la capacidad de hacer revivir el pasado como parte integrante del momento presente y como estímulo para la vida futura, lo que nos permite invertir la fuerza de nuestras experiencias de la mejor manera.

EN RESUMEN

Honeysuckle busca en sus experiencias pasadas el sentido de su vida, sin elaborarlas de acuerdo con el «aquí y ahora».

DESDE UN PUNTO DE VISTA POSITIVO

Honeysuckle transforma el contacto con el pasado en una experiencia vital, que analiza para reconocer tanto sus aspectos positivos como los que quedan en la sombra, y atesorarlos para su propio crecimiento.

17. Hornbeam

Carpinus betulus, carpe blanco

... o la ilusión inquieta
de un mañana imposible...

(FEDERICO GARCÍA LORCA)

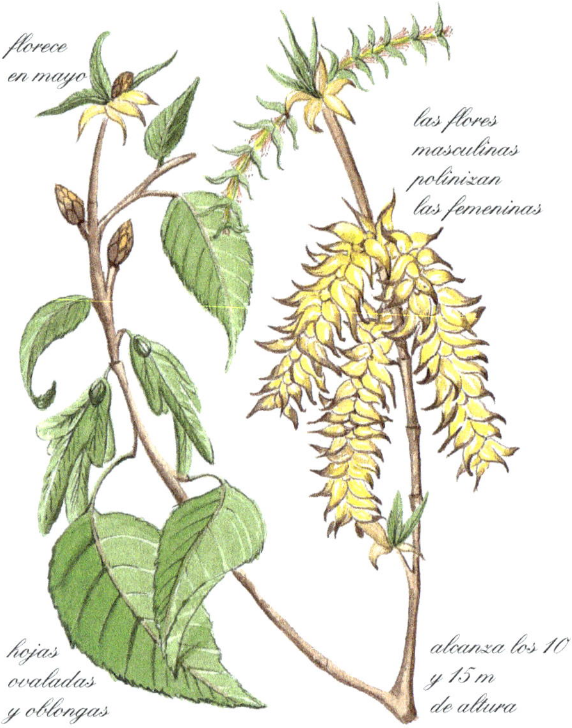

Indicaciones: para todos aquellos que se sienten cansados mentalmente y no lo bastante fuertes para aguantar el peso de su propia vida.

Principio activo: se relaciona con la sensación de paz y de tranquilidad interior, así como con la vitalidad.

Síntomas: cansancio mental, dificultades para levantarse por la mañana, quemazón en los ojos.

Rita es una mujer que trabaja fuera de casa. Activa, preparada, organizada. Su vida está marcada por un ritmo que no cambia nunca; de no ser así, ¿cómo podría tenerlo todo bajo control? Porque Rita, como muchas mujeres, acaba por tener un doble trabajo: el de la oficina y el de casa y, si no fuera tan precisa, ¿cómo podría dar abasto a todo?

Así, su jornada típica empieza a las seis y media, cuando, tras darse una ducha rápida, prepara el desayuno para toda su familia; sigue con el autobús de las ocho y veinte, y llega a la oficina. Rita ha elegido un horario intensivo para poder ir a buscar a los niños a las seis a casa de su suegra. Justo el tiempo para llegar y preparar la cena. Todos los martes, Rita hace la colada y los jueves por la noche, cuando ha metido a los niños en la cama, plancha.

El sábado va a comprar y limpia toda la casa. Durante la semana, Rita se limita a mantenerlo todo más o menos ordenado. ¡Menos mal que su marido le echa una mano! Cada quince días, va a la peluquería y los domingos los dedica a su familia. El sábado, por su parte, está consagrado a los amigos. Así, la vida de Rita discurre sin sorpresas, sin grandes sacudidas, regular, organizada, predecible.

Sin embargo, llega un momento en que Rita se siente muy cansada. Por la mañana, le cuesta horrores despertarse: la cabeza le pesa, los ojos se le irritan y no consigue levantarse. Así que se ha acostumbrado a beberse dos cafés seguidos, con la esperanza de que le hagan algún efecto, aunque por el momento son más bien escasos...

Quien cae en el estado Hornbeam es, por lo general, una persona que desde hace tiempo siempre lleva una vida previsible e inmutable, y se siente desconcertada, sin fuerzas y sin energía.

En realidad, el aburrimiento ha acabado por hacer que la monotonía cotidiana se vuelva, por lo difícil que resulta escapar de ella, insoportable.

Se trata de un peso mental más que físico, que puede dejarse notar también en quien ha estudiado mucho para examinarse, o quien ha padecido una larga enfermedad y le cuesta volver a acostumbrarse al ritmo habitual, pues teme no estar aún listo para empezar de nuevo. Llevando una vida monótona, uno tiende a perder demasiadas energías, más por falta de estímulos que por agotamiento real, hasta acabar siendo víctima de una especie de autolimitación que impide acceder a nuevos valores o emprender nuevos caminos para el crecimiento personal. También en Hornbeam se produce una pérdida de contacto con nuestro yo superior, lo que no nos permite vislumbrar nuevas posibilidades de realización y nuevos alicientes para una vida no muy distinta, aunque probablemente más satisfactoria y estimulante. Un paseo imprevisto, una salida de la rutina cualquiera, incluso un simple cambio de horario o una carrera al aire libre, pueden hacer que el cansancio desaparezca como por ensalmo y recuperemos la alegría de vivir. En los niños, el estado Hornbeam se puede traducir en desmotivación, dolor de cabeza por jugar demasiado con el ordenador o ver demasiada televisión, o cansancio cuando la primavera modifica su ritmo. En este sentido, la televisión puede jugar malas pasadas incluso a los adultos. Pasar demasiado tiempo ante el televisor puede provocar una sobrecarga mental difícil de asimilar, dado que durante la semana la mayoría de nosotros no realiza ninguna actividad física. Somos como unos muelles demasiado tensos por fuera, mientras que los tenemos flojos en nuestro interior por falta de alimento espiritual y de estímulos.

Desde el punto de vista físico, pueden darse problemas en los ojos, como cansancio o quemazón, dolor de cabeza, sensación de pesadez y falta de fuerza, trastornos intestinales y renales, eritemas, urticaria y ciática.

Hornbeam nos ayuda a recuperar la viveza de espíritu, la prontitud mental y el deseo de actuar. Nos permite restablecer nuestro equilibrio psicofísico y emprender caminos distintos que puedan proporcionarnos ideas inesperadas o cambios en nuestra rutina diaria. Hornbeam nos regala la capacidad de superar el estrés, utilizando, si es necesario, las fuerzas que teníamos en reserva. Nos ayuda a recuperar la concentración, nos procura una sensación de paz y de tranquilidad, unido a la vitalidad que se deriva de la satisfacción por el trabajo bien hecho, logrando además superar el desequilibrio energético gracias a los nuevos estímulos recibidos.

EN RESUMEN

Hornbeam se siente cansado y débil porque no logra hallar nuevos estímulos en la vida diaria.

DESDE UN PUNTO DE VISTA POSITIVO

La asunción de Hornbeam, como una ducha reparadora, crea un nuevo espacio para una vitalidad consciente y permite acceder a un alimento distinto, en un equilibrio renovado entre la interioridad y el sistema psicofísico.

18. *Impatiens*

Impatiens glandulifera, balsamina («no me toques»)

... Pero pregunto en vano hace sólo un momento.
El tiempo pasa y se me escapa...

(ALPHONSE DE LAMARTINE)

crece en lugares húmedos, junto a los ríos y a lo largo de los canales

Indicaciones: para todos aquellos que son impacientes y fácilmente irritables a causa de una continua tensión mental.

Principio activo: la tranquilidad, la espontaneidad y la inteligencia operativa.

Síntomas: tensiones musculares, trastornos digestivos, insomnio.

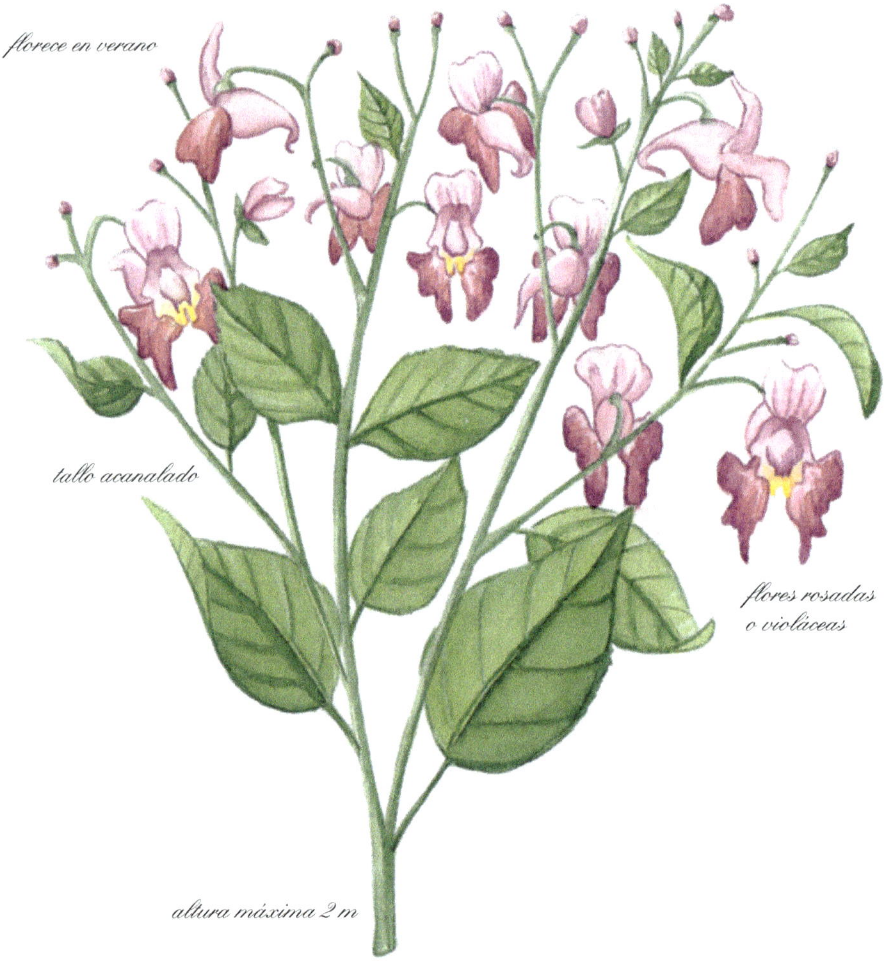

Juana es lo que se suele decir un relámpago. Lo hace todo a una velocidad increíble, al hablar las frases le salen de la boca a toda pastilla, e incluso cuando come acaba siempre antes que nadie.

Desde niña, le decían siempre: «Come más despacio, respira, habla más lentamente... Tómate las cosas con calma». Estas justas observaciones tenían, sin embargo, el poder de ponerla aún más nerviosa, por lo que tendía a considerar que quienes iban más lentos que ella eran unos pelmazos.

Al crecer, las cosas no ha cambiado: al contrario. Juana es capaz de hacer varias cosas a la vez, de tomar decisiones fulminantes, de moverse a toda velocidad. Esta prisa suele provocarle accidentes, afortunadamente menos graves de lo que podría creerse, porque Juana es muy rápida de reflejos.

Esta rapidez suya a veces la pone en un aprieto, puesto que, al expresarse con tanta premura y pensar que todos captan sus palabras al vuelo, acaba por descubrir, por ejemplo en la oficina, que nadie ha entendido lo que ella había dicho, por lo que se ha cometido algún error, debiendo repetirse desde el principio todo el trabajo.

Como jefa, Juana sería fantástica, porque es inteligente, brillante y está llena de ideas. Los problemas empiezan cuando quiere ver sus proyectos realizados, porque entonces empieza el estribillo: «Pero, ¿qué esperas para acabar este trabajo? ¡Si con media hora tienes de sobra!». En realidad, en lugar de media hora se necesitan como mínimo tres veces más. Juana se pone nerviosa, resopla, apremia a sus colaboradores para que acaben el trabajo cuanto antes. En suma, un martirio. Sus colaboradores se ponen también nerviosos, ella se irrita y el ambiente de la oficina echa chispas.

Si tiene confianza con una persona y esta se dispone a empezar un trabajo, Juana se lo arranca literalmente de las manos y le dice: «Trae, que ya lo hago yo...». O acaba las frases que ha empezado su interlocutor, saltando directamente a las conclusiones: en el ochenta por ciento de los casos acierta, pero no contribuye precisamente a la claridad y a la voluntad de cooperar.

A Juana, el tiempo siempre le falta, se le escapa como arena entre los dedos y, como ella dice: «Llega el domingo y no sé siquiera cómo he llegado; yo diría que aún era miércoles...».

Las personas Impatiens son, efectivamente, más rápidas que las demás y necesitan menos tiempo para pensar y actuar. Tienen a su disposición una cantidad de energía superior a la normal y una mente rápida y precisa que funciona como un ordenador.

Estas personas se inflaman con mucha facilidad, más por irritación que por verdadera cólera. Tan rápido les sube la tensión como les baja, y parecen olvidarse de inmediato de lo que ha ocurrido antes. Esto sucede no por un mecanismo que les llevara a perdonar, sino porque su mente ha sido atraída por otra idea o atravesada por un pensamiento distinto, por lo que no tienen tiempo de dedicarse al análisis de lo que les acaba de suceder.

Las personas Impatiens confunden fácilmente a sus interlocutores al someterlos a frases rápidas, cada una de las cuales contiene una idea, y cada nueva idea lleva a otra que les lleva a una rápida conclusión que les hace pensar que el problema es también muy sencillo para quienes le escuchan, si bien a menudo es muy difícil seguir su ritmo.

Se irritan enormemente si una persona es lenta, si habla poco a poco y durante mucho tiempo, si completa los argumentos, incluso aduciendo cosas sabidas pero que le permiten precisar mejor el problema. Para ellas, todo es muy sencillo, casi automático. Es inútil perder el tiempo. El tiempo, de hecho, es la raíz de todo el problema. Los Impatiens viven a un ritmo interior tan exasperado, que lo que sucede fuera les parece que va a paso de tortuga. Así, tienden a perder buena parte de la experiencia derivada de la observación, repitiendo los mismos errores por culpa de la prisa y logrando que les cuelguen la etiqueta de distraídos.

El niño Impatiens es un niño hiperactivo que se hace daño con facilidad y que, al hacerlo todo deprisa, acaba por cansarse más de lo normal. Le cuesta estar con los otros niños porque, en una hora, es capaz de cambiar por lo menos tres veces de juego. En la escuela primaria, obtiene éxitos con cierta facilidad, porque es despierto y brillante; pero durante la adolescencia, con frecuencia su impaciencia le pone en un apuro, porque no le basta con la velocidad de aprendizaje sino que necesitaría también aplicación y paciencia, virtudes que por desgracia le faltan.

Desde el punto de vista físico, el tipo Impatiens puede sufrir pruritos, eritemas, tartamudez, espasmos y calambres en la barriga y el estómago, colitis, arritmias, anginas, indigestiones, bulimia, afecciones de las vías respiratorias superiores y enfermedades psicosomáticas. En suma, debido a su vibración energética, que a menudo mantiene a un ritmo insostenible durante mucho tiempo, esta persona está expuesta a sufrir daños físicos con facilidad que luego logra superar rápidamente.

La flor de Impatiens sirve para ralentizar el ritmo de la mente y hacer a la persona más consciente de que fuera de ella hay un tiempo distinto, más humano. De este modo, podemos percibir más cosas, gozar de los beneficios de la cooperación con los demás y armonizarnos con lo que nos rodea. En una palabra, es posible practicar la paciencia indispensable para vivir con serenidad en comunidad, manteniendo la propia autonomía y la espontaneidad.

EN RESUMEN

Estas personas se vuelven irritables y tienen reacciones desmesuradas porque viven de acuerdo con un ritmo interior más elevado de lo normal, lo que les provoca una gran tensión mental que tratan de superar con la prisa y la impaciencia.

DESDE UN PUNTO DE VISTA POSITIVO

Impatiens es consciente de que todos somos parte integrante del cosmos y, por lo tanto, debemos relacionarnos con los demás seres humanos, con la convicción de que los más capaces deben poner sus cualidades al servicio de los otros, expresando espontáneamente dotes como la comprensión, la inteligencia y, sobre todo, la paciencia.

19. Larch

Larix decidua, alerce europeo

¿Por qué me detengo?
Siento el impulso, y aun así,
no me decido...

(GEORGE BIRO)

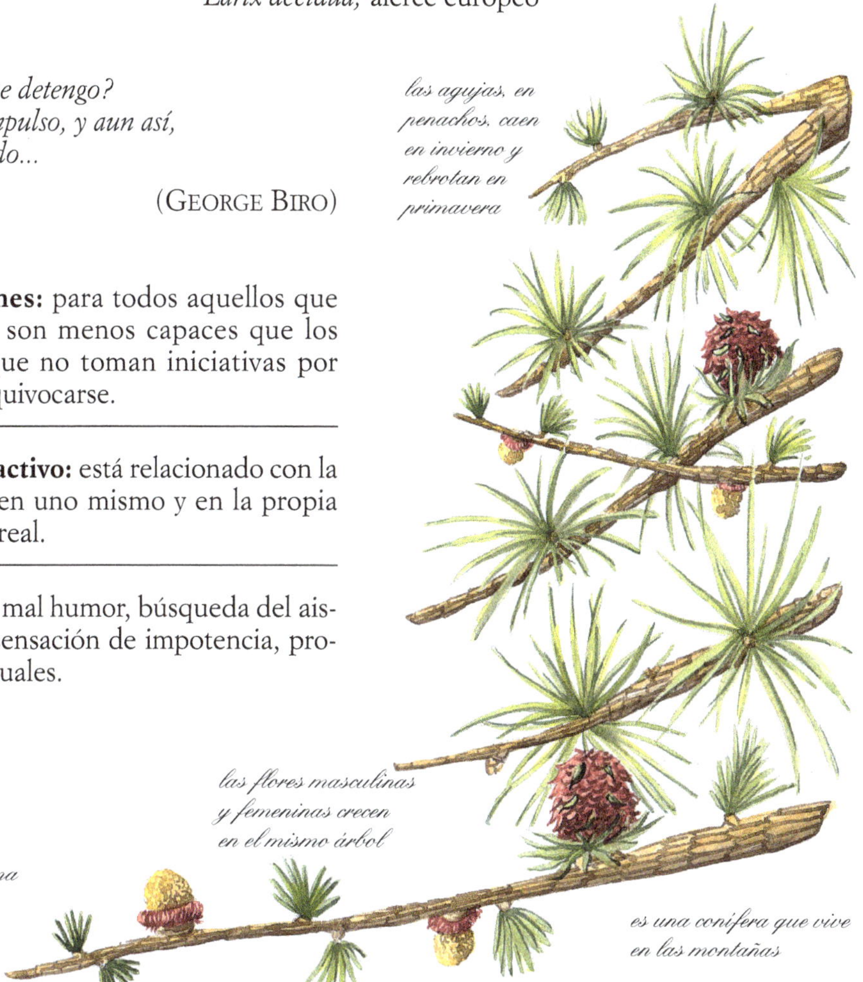

Indicaciones: para todos aquellos que creen que son menos capaces que los demás y que no toman iniciativas por miedo a equivocarse.

Principio activo: está relacionado con la confianza en uno mismo y en la propia capacidad real.

Síntomas: mal humor, búsqueda del aislamiento, sensación de impotencia, problemas sexuales.

Hace semanas que Enrique sueña con invitar a su vecina a tomar algo. Un sueño destinado a no hacerse realidad, en su opinión, porque «¿cómo va a aceptar salir conmigo una chica tan encantadora?». Ella, Isabel, hace poco que ha llegado a la ciudad y seguramente le gustaría conocer nuevos amigos, salir, divertirse en fin. A decir verdad, desde hace unos días Isabel lanza miraditas hacia el balcón de al lado porque le parece haber visto un chico que no está nada mal y... quién sabe, tal vez podría entablar amistad con él... «¿Y bien?», preguntará el lector, «¿qué problema hay?». Enrique está convencido de que no vale nada, de que los demás siempre son mejores que él y que, por lo tanto, tienen muchísimas posibilidades que a él le están vedadas.

¿Envidioso? Nada de eso: sólo demasiado humilde; duda porque no confía en sí mismo y se infravalora.

Basta con decir que sus amigos le consideran un chico muy simpático, alegre (cuando no se deja asaltar por el miedo a equivocarse) y de agradable compañía.

Lo bueno es que así deja escapar muchas ocasiones. De hecho, estamos seguros de que, incluso si Isabel se atreviera a invitarle a salir, a él le parecería haber entendido mal, haberse equivocado...

Con frecuencia, quien cae en el problema Larch se ha visto condicionado desde niño a ver sólo los aspectos negativos de las cosas, a creer que no va a lograrlo, a dudar.

Este complejo de inferioridad está siempre presente en la mente de la persona y le impide arrojarse con entusiasmo y optimismo en todo lo que hace. Sea lo que sea. Desde una cita amorosa a un nuevo trabajo, desde probar una nueva receta a ponerse una ropa demasiado llamativa. Así, se conforma con lo que tiene y no se le ocurre que podría conseguir lo que se propusiese.

Estas personas, además de cambiar difícilmente de trabajo, jamás pedirán un anticipo, y menos aún un aumento de sueldo, a pesar de ser trabajadores concienzudos y capaces.

En los casos más graves, llegan a escudarse incluso en una enfermedad antes que hacer algo que no desean.

Los casos transitorios de desequilibrio pueden estar asociados a problemas objetivos que bloquean nuestra creatividad y seguridad. Así, nos atrincheramos detrás de un abstracto «no voy a ser capaz», «no estoy a la altura» o «los demás lo van a hacer mejor que yo».

El niño Larch teme las preguntas, está convencido de que los deberes le van a salir mal, que ni siquiera encestará medio punto en el equipo de baloncesto en el que juega, que el regalo que le ha comprado a su madre por su cumpleaños no le va a gustar, y así con todo. De hecho, es un niño desconfiado por principios, que se siente inseguro y admira enormemente a los demás.

Simplemente, necesita que le animen, que le traten como una persona responsable y de probarlo para demostrarse que puede hacerlo perfectamente.

Desde el punto de vista físico, el tipo Larch puede presentar arritmias, colon irritable, impotencia, anemia, tartamudez y caída del cabello.

Larch nos ayuda a tener total confianza en nuestras capacidades, a medirnos con los retos que nos plantea la vida cada día, conscientes de que son un instrumento esencial de crecimiento. Larch nos ayuda a hacer emerger nuestras virtudes, nos empuja a actuar para empezar lo que queremos hacer, a afrontar los obstáculos con la percepción profunda de que podemos expresarnos al máximo sin dejar de conocer nuestros límites.

EN RESUMEN

Larch piensa que no va a lograrlo y evita medirse con las oportunidades que la vida le ofrece, porque cree que no va a estar a la altura.

DESDE UN PUNTO DE VISTA POSITIVO

Larch se deja atraer por la posibilidad de medir su propia capacidad y aprende a manifestar confianza en sí mismo y en lo que hace, sin abandonar por ello la humildad que le es propia, pero valorando objetivamente las ocasiones.

20. Mimulus

Mimulus guttatus, mímulus amarillo

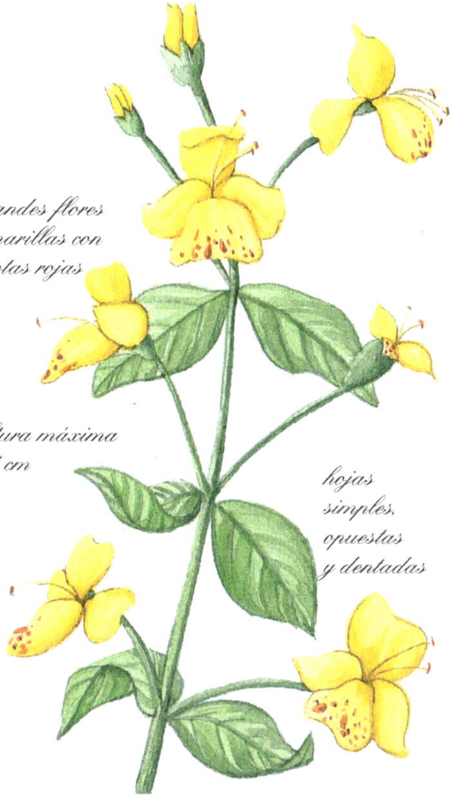

Vi la bestia por la que me había vuelto:
hazme ayudar por ella, sabio ilustre,
que me hace temblar las muñecas y venas...

(DANTE ALIGHIERI)

Indicaciones: para todos aquellos que tienen miedo a las adversidades: dolores, accidentes, oscuridad, pobreza, etc.

Principio activo: se relaciona con la valentía y la confianza que se desprende de la serenidad interior.

Síntomas: timidez, tartamudez, sudoración excesiva, vértigo.

Victoria está muy enamorada de su marido. Por él y con él haría cualquier cosa, pero (siempre hay un pero) Victoria tiene muchos problemas para estar al aire libre. La mala suerte ha querido que su marido, Hans, sea un apasionado de todo lo que se relacione con la naturaleza, los bosques, el agua, la acampada, el trial... Es todo un deportista.

Victoria no recuerda cuándo le asaltó este miedo, pero lo cierto es que en cuanto se habla de salir de la ciudad para dar un paseo campestre, le empiezan a sudar las manos, la boca se le seca y el corazón le late a cien por hora. Normalmente, cuando su marido le propone algo así, simula que no le ha oído. Después, ante su insistencia, inventa excusas más o menos verosímiles hasta que, resignada, se rinde. Sí, porque Victoria jamás le diría a su marido que tiene miedo: seguro que se partiría de risa. Incluso le tomaría el pelo...

Así, a medida que se acerca la hora fatídica, Victoria se siente cada vez más agitada y se imagina las cosas más increíbles: mosquitos enormes que la persiguen, hileras de hormigas que le suben por los brazos recorriéndole todo el cuerpo, serpientes que se esconden bajo el cojín y luego...

En estas condiciones, no hay que decir que durante el paseo Victoria se sentirá cada vez más aterrorizada, cada vez más sudorosa, con los ojos fuera de las órbitas y atenta al menor movimiento que le permita presagiar lo irremediable. A pesar de que nunca ocurre nada de lo que había fabulado, Victoria siempre vuelve a casa extenuada por la experiencia... hasta que vuelva a sudar y a temblar en la próxima ocasión.

Las personas Mimulus son muy sensibles y tímidas. En ciertos casos, presentan fragilidad y delicadeza: rostro pálido, manos delgadas, complexión menuda. Se ruborizan con facilidad, tiemblan, sudan y en ocasiones tartamudean.

Se sobresaltan por ruidos intensos e imprevistos, por luces violentas, por lo que puede amenazar su tranquilidad.

Se asustan por cualquier cosa, hablan demasiado, o ríen, por puro nerviosismo. Les sudan las manos.

Odian los olores fuertes, se espantan si se les lleva la contraria, son muy sensibles al frío y al calor. De vez en cuando, necesitan aislarse para recuperar fuerzas porque, entre la gente, se sienten vacías.

En estas personas, se presentan uno o varios miedos específicos o fobias: ya sea a las enfermedades, a contaminarse, a la muerte, al dolor, al dentista, a los animales en general, a cruzar la calle, a la oscuridad, a entrar en un lugar desconocido, a los accidentes, al avión, a ir en coche, a la velocidad, a la altura, al vacío, a las tormentas, a nadar, al agua, a ahogarse, etcétera.

En grupo, suelen ser personas tímidas y nerviosas, e incluso cuando se enfadan, lo que ocurre raramente, no logran expresarse con violencia. Se lían si no consiguen decir o hacer algo, son muy cautas en sus movimientos, tanto en general como en caso de enfermedad o accidente, llegando incluso a pasar una convalecencia más larga de lo normal, más por precaución que por necesidad real. Los niños son especialmente miedosos y les asusta todo lo que les rodea. Se agarran de la mano de la madre en cuanto ven un perro, una persona desconocida u oyen un ruido imprevisto. Temen a los animales, incluso domésticos. Es raro que se metan en líos, jamás se aventuran a ir solos más allá de la esquina y no prueban en ningún caso comidas nuevas y beben con cautela.

Suelen tener miedo al médico, a las personas con la voz grave y a los juegos impetuosos.

Desde el punto de vista físico, el tipo Mimulus puede mostrar tartamudez, alergias, trastornos en el intestino y en la vejiga, asma, amenorrea, bulimia, anorexia, calambres, frigidez y esterilidad.

Mimulus nos ayuda a superar los miedos aportando luz y serenidad a nuestro ánimo y a convivir con nuestra sensibilidad, que es un bien precioso por el que no debemos sentirnos limitados. Nos enseña a enfrentarnos a nuestros miedos para asumirlos, de manera que, cada vez que seamos víctimas del temor, logremos que los pensamientos angustiosos que se derivan de él no nos atenacen ni debiliten.

Con Mimulus podemos recuperar la serenidad necesaria para disminuir esa sensibilidad que en ocasiones nos arrastra en la dirección equivocada y que, una vez comprendido el mecanismo que nos perturba, podamos ayudar a quienes se encuentren en la misma situación, echando mano de esa reserva de sutil buen humor que se abre camino cuando superamos nuestros problemas.

EN RESUMEN

Se abandonan al miedo dada su excesiva sensibilidad hacia el mundo exterior, lo que los vuelve tímidos y asustadizos.

DESDE UN PUNTO DE VISTA POSITIVO

La flor de mímulus nos permite asumir nuestros miedos y superarlos, alcanzando la calma y el equilibrio a través de la aceptación de una sensibilidad que nos permite reconocer la realidad cotidiana como parte del mundo que nos rodea.

21. Mustard

Sinapis arvensis, mostaza silvestre

Mi melancolía es tal y tanta
que no dudo que, si lo supiera
un enemigo mortal mío,
de mí no se compadeciera…

(CECCO ANGIOLERI)

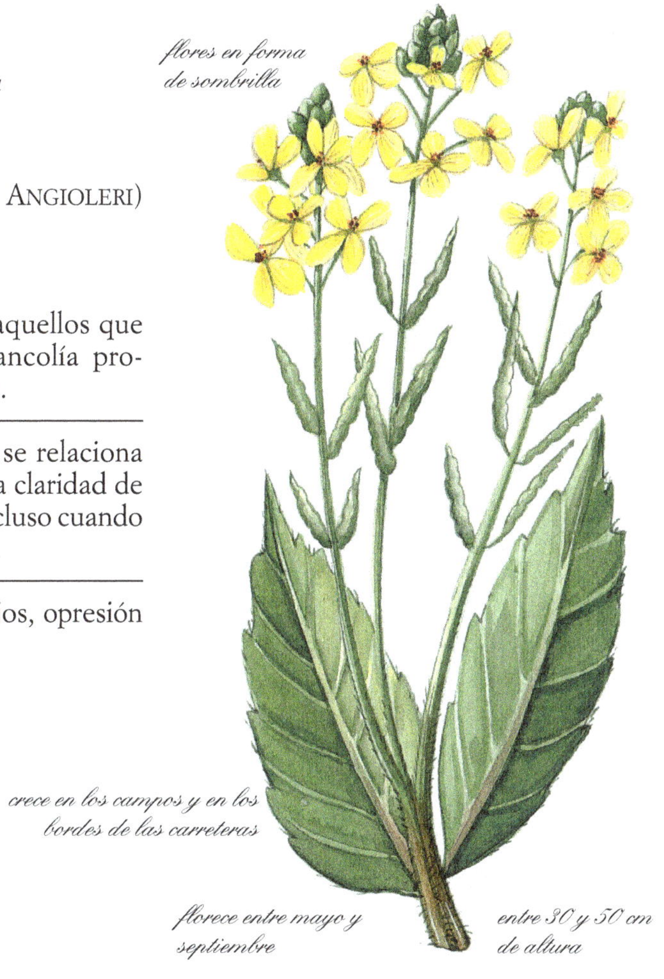

Indicaciones: para todos aquellos que sufren momentos de melancolía profunda o de depresión aguda.

Principio activo: Mustard se relaciona con la serenidad interior y la claridad de ideas que permite resistir incluso cuando las condiciones son difíciles.

Síntomas: lentitud de reflejos, opresión y dificultad para llorar.

Era la época en la que Julio pensaba que navegar con los amigos hasta el Cabo de Antibes era divertido y agradable, aunque no fuera la primera vez, y más que nada para hacer algo diferente.

Julio es una persona con suerte: buena familia, más que pudiente, estudios universitarios y ya sabe que tiene un puesto reservado en la empresa familiar. Un cargo de responsabilidad, por supuesto. Tiene una novia que todos le envidian: bonita, culta, elegante, amable, enamorada. En fin, por lo que se ve, a Julio no le falta de nada. Debería, pues, sentirse feliz. Y aun así, al levantarse por la mañana tiene la sensación de que una nube gris ha caído sobre su bonita casa y lo ha cubierto todo. Gris es el desayuno que le espera en la mesa decorada con gusto, gris es toda la jornada, grises son las sonrisas y grises los trajes que mira indeciso sin saber qué demonios ponerse.

Es más, había llegado a un punto en el que Julio se sentía realmente hundido. Tenía ganas de llorar, dispuesto a volverse a la cama y no hacer nada. Desconectó el teléfono y se quedó así, mirando el techo, sintiendo cómo la melancolía le crecía dentro y preguntándose por qué. Incluso cuando le avisaron de que acababa de venir a verle su novia, pidió que le dijeran que «hoy prefería estar solo, gracias». Y, ya puestos, llamó a sus amigos para decirles que no iba a embarcarse con ellos al día siguiente. Sin un motivo concreto, Julio estaba cayendo en un estado de ánimo que le costaba decir de dónde había salido, pero que estaba ahí, al acecho quizá desde hacía tiempo, y que ni él mismo lograba descifrar...

Quien cae en el estado Mustard se encuentra en él de repente, sin poder explicar por qué.

Es una especie de capa que lo cubre y mortifica todo, y que hace que nos sintamos sin fuerzas ni ganas de nada, deprimidos, melancólicos, incapaces de superar nuestro estado de ánimo, sin poder definirlo ni relacionarlo con una causa concreta.

En este estado, todas las funciones, tanto psicológicas como físicas, parecen ralentizarse, desleírse en una especie de indiferencia universal, tan extraña como inevitable. Es como si, de golpe, se nos excluyera de la vida normal, que nos parece vacía, inútil, sin sentido.

En ocasiones, esta sensación de impotencia dolorosa que aleja nuestra alma del mundo circundante y no nos permite superarla de ninguna manera, puede coincidir con un momento de transformación y de tránsito, como si fuera un melancólico adiós a todo lo que dejamos atrás. La única forma de afrontar este estado no es combatirlo, sino vivirlo intensamente. Dejar que la tristeza haga su trabajo, casi envolviéndonos, y observar con desapego nuestras reacciones, teniendo en cuenta que es probable que todo lo que nos ocurre cuando estamos dando un paso decisivo en nuestra evolución espiritual (y, por tanto, este estado) forma parte de una experiencia mucho más profunda, aunque dolorosa, por la que, en cierto sentido, tenemos que pasar.

De la misma manera que llega, el estado Mustard se va, como el viento que cambia de dirección o se acaba una tormenta de verano, dejándonos llenos de alegría, porque en ese momento podemos percibir intensamente cómo se serena nuestro cielo.

Los niños evidentemente también pueden caer en el estado Mustard, incluso aquellos a los que en apariencia no les falta de nada aunque sienten una gran necesidad de alegría, por lo que lloran inconsolables y no saben decir por qué.

Mustard nos ayuda a aceptar los estados de oscuridad, y nos hace conscientes de que debemos atravesar por esta profunda melancolía para poder alcanzar de nuevo una condición de serena claridad y paz interior.

EN RESUMEN

Mustard es víctima de una profunda tristeza, que le asalta de improviso y sin ningún motivo aparente.

DESDE UN PUNTO DE VISTA POSITIVO

Con la asunción de Mustard se puede aceptar lo que ocurre, tratando de vivir todos sus aspectos, puesto que, de la misma forma que llegó este estado pasará, dejándonos más fuertes y conscientes.

22. Oak

Quercus robur, encina, roble

Este mi ánimo, todavía no blando,
sino vivo y fuerte, aún se incita...

(FRIEDRICH SCHILLER)

Indicaciones: para todos aquellos que, aunque están agotados, no renuncian a luchar y jamás se rinden.

Principio activo: se relaciona con la resistencia, la fuerza, la tenacidad y el coraje de salir adelante, manteniendo una actitud equilibrada.

Síntomas: dolores de espalda, colapsos nerviosos, manos sudorosas, desvanecimientos, estados de ansiedad, cálculos.

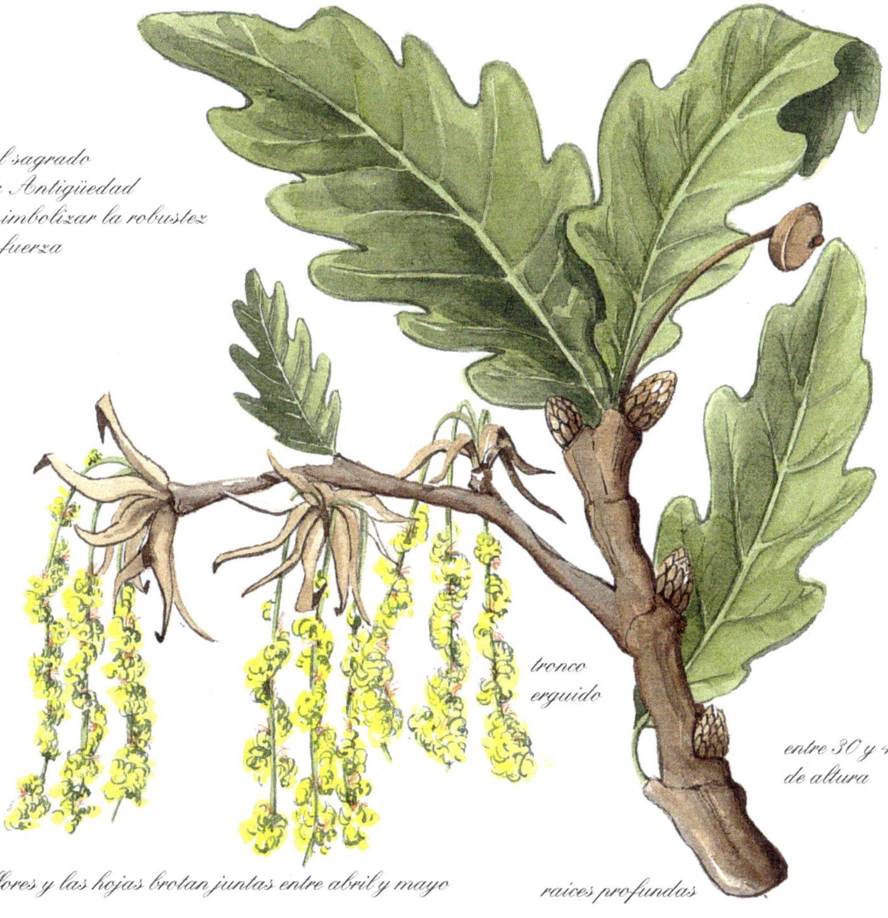

Rafael empezó a trabajar muy joven. Su familia estaba muy unida y cada uno estaba dispuesto a ayudar y a sacrificarse por los demás, puesto que el dinero no sobraba: una familia de trabajadores honrados, tenaces e infatigables. Dado que Rafael soñaba con una vida mejor de la que llevaba, se matriculó en cursos nocturnos y, sin dejar de trabajar, poco a poco empezó a hacer carrera. Hoy en día es director general de una gran empresa comercial.

Es un trabajador incansable, tenaz y eficiente. Es el primero en llegar por la mañana y el último en salir por la tarde. Sus colaboradores saben que pueden contar siempre con él, incluso en temas personales. La puerta siempre está abierta y nunca le regatea el tiempo a quien lo necesite. Así, a las diez de la noche aún está en la oficina. Basta con llamarle por teléfono. Si está, podemos estar seguros de que lo cogerá aunque sea fuera de horario. A él, a diferencia de otros ejecutivos, no se le caen los anillos por hacer de telefonista.

Rafael carga siempre con dos o tres maletines repletos de documentos que debe estudiar. Se los lleva arriba y abajo los días de oficina. Durante el fin de semana, los maletines se multiplican. ¡Lo bueno es que no lo hace por deporte! Es más, cada día llega al despacho con todo el trabajo listo.

Rafael no se rinde nunca, aunque las cosas no le salgan como quisiera. Es de una tenacidad y de una fuerza increíbles. Un estímulo para todos los que trabajan con él, aunque seguir su ritmo es, además de comprometido y agotador, algo difícil.

Desde hace unos meses, Rafael padece unos terribles dolores de espalda y pasea por la oficina casi doblado, sin que de su boca salga un lamento. Naturalmente, no ha parado ni un sólo día. Tampoco ha cogido un día de baja o de permiso, excepto los festivos que, por otro lado, se pasa colgado al teléfono para controlar que todo vaya como debe.

«Claro, debe ser soltero...», diremos.

Nada de eso. Rafael tiene mujer e hijos. Está convencido de que tarde o temprano logrará dedicarles un poco de tiempo... A ellos y a sus amigos, que no ve desde hace años...

Los tipos Oak tienen un concepto del trabajo y del deber casi épico. Se sienten auténticos héroes. Salen adelante, a pesar del cansancio y en ocasiones del dolor, porque así debe ser.

Muy pacientes, persiguen su objetivo con tenacidad, sin parar jamás y cargándose a la espalda no sólo su propio fardo sino también el de los demás.

Son unos colaboradores extraordinarios, porque nunca dicen a nada que no, están dispuestos a hacer montones de horas extraordinarias y a ocupar el puesto de los compañeros que se van de vacaciones o creen que ya han trabajo bastante.

Son unos románticos que tienen un sentido del deber muy desarrollado, a pesar de todas las adversidades, porque tienen un fondo de optimismo y el deseo de no rendirse.

Si caen enfermos y se ven obligados a guardar cama, se deprimen o se vuelven insoportables, porque les parece haber fallado en el propósito que se habían hecho.

Como es obvio, pertenecen a Oak también las personas que sostienen el peso de toda su familia o incluso de pueblos enteros, misioneros y médicos infatigables, estadistas, militares, pioneros. Todos ellos personas a las que no les gusta dejar al descubierto su talón de Aquiles, que tienen una misión en la vida y la persiguen con decisión, y que jamás pedirían ayuda a los demás, ya sea por orgullo como porque tienden a descargar el peso de los problemas de la espalda de los demás para cargárselo en la suya.

Los niños Oak suelen ser los empollones de la clase. Tampoco ellos pierden un solo día, e incluso se ponen enfermos en domingo. Siempre tienen demasiados compromisos: gimnasia, baile, natación, fútbol, y jamás les oiremos decir: «No, hoy no voy, que estoy cansado...»

Desde el punto de vista físico, Oak sufre unos fuertes dolores de espalda; en concreto, lumbalgias y ciática, aunque también cálculos biliares, dolores en los hombros y, en general, problemas en la columna vertebral y jaquecas.

Oak nos enseña que es bueno tomarse un poco de descanso, y que esto no significa renunciar a las propias obligaciones o disminuir el coraje de afrontar obstáculos o de llevar a cabo iniciativas contra la opinión de todos.

Oak nos ayuda a reequilibrarnos, dándonos nuevas fuerzas, las que provienen de la serenidad y la conciencia de que somos seres humanos y, como tales, podemos caer enfermos o, simplemente, estar cansados. Esta nueva comprensión nos hace más abiertos y menos severos respecto a nosotros mismos y, en consecuencia, nos pone en disposición de afrontar nuestras tareas con alegría.

EN RESUMEN

La persona del tipo Oak es un trabajador indefenso que jamás se toma un minuto de descanso, porque está convencido de que es bueno cumplir con las propias obligaciones hasta el final y salir adelante con coraje aun a riesgo de enfermar.

DESDE UN PUNTO DE VISTA POSITIVO

Oak aumenta nuestras reservas de coraje y tenacidad para ayudarnos a sacar adelante con decisión lo que estamos haciendo, aunque también debe tenerse en cuenta que el reposo es útil e indispensable para seguir trabajando con eficacia.

23. Olive

Olea europaea, olivo

Durante días mi mente experimentó una profunda e indefinida sensación de formas de ser desconocidas...

(WILLIAM WORDSWORTH)

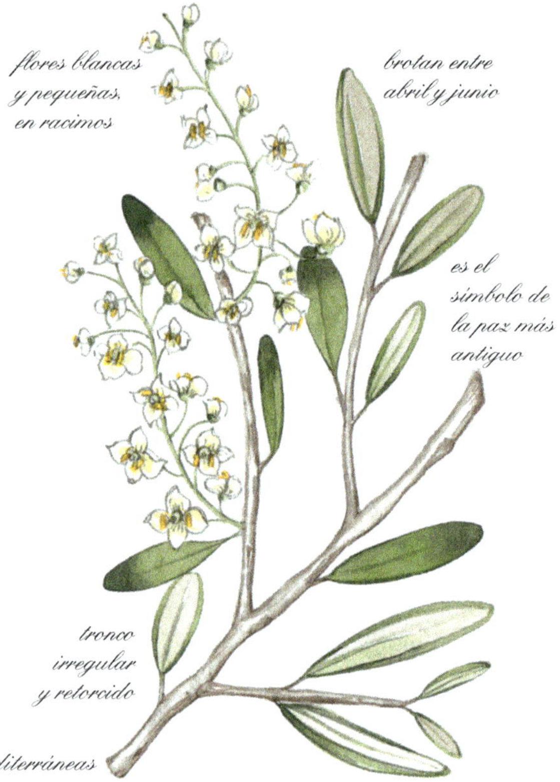

Indicaciones: para todos aquellos que han sufrido mucho psicológica o físicamente, y que se sienten totalmente extenuados.

Principio activo: se relaciona con la regeneración, la paz interior y el contacto con las propias fuerzas internas.

Síntomas: infelicidad, agotamiento psicofísico, falta de fuerzas, somnolencia.

Asunción tiene dos hijos y un trabajo fuera de casa. Los niños, de tres y cinco años, son encantadores y muy vivaces, y saben hacerla sonreír incluso cuando su impetuosidad acaba por ser excesiva.

En esta época, el marido de Asunción está ausente con mucha frecuencia. Trabaja como agente de comercio, por lo que está fuera de casa toda la semana y suele volver el viernes por la noche. Los niños van al parvulario y, al salir, los recoge una canguro de confianza, que está con ellos hasta que Asunción vuelve a casa. Esto le permite estar tranquila toda la tarde y, de vez en cuando, tener la noche libre.

Por desgracia, hace unos meses, la madre de Asunción contrajo una grave enfermedad que le obligó a estar a su lado el mayor tiempo posible.

Por si fuera poco, su hijo pequeño también ha caído enfermo de repente: fiebre alta y dolor de garganta. Se trataba de una varicela. En cuanto se curó uno, la cogió el otro y durante la convalecencia, uno de ellos contrajo la rubéola. Para colmo de males, el marido de Asunción no ha podido volver durante algunos fines de semana y ella ha tenido que llevar sola la casa y los hijos, buscando el tiempo para asistir a su madre. Ha sido una época de gran soledad, sin nadie que le tendiera una mano, todo el día entre niños quejosos, termómetros, talco y, sobre todo, la aprensión de su madre y el correr de aquí para allá, tratando de hacerlo lo mejor posible para repartir afecto y apoyo entre todos.

La madre, a decir verdad, trataba de convencerla de que se lo tomase con más calma. Le decía: «No te preocupes por mí. Ya me las arreglaré yo sola». Pero Asunción, que tiene una excelente relación con su madre, no se atrevía a dejarla sola, y además sabía que sólo lo decía porque la veía tan atareada.

Han pasado unos meses. Los niños están bien y van regularmente a la guardería. Su madre por fin empieza a mejorar. ¿Y Asunción? Asunción está completamente extenuada. Reventada. «Estoy tan cansada que me dan ganas de llorar», y lo cierto es que la menor tontería le hace estallar. Sólo querría dormir. Y, si pudiera, la verdad es que lo haría.

Cuando se pasa de un gran esfuerzo a la rutina cotidiana, se puede caer en el estado que denota esta planta.

Un estado en el que nos sentimos cansados, agotados física y psicológicamente, sin ganas de hacer nada, débiles, incapaces incluso de realizar las tareas domésticas o el mínimo esfuerzo.

En este estado se puede caer tras una larga enfermedad, propia o ajena, después de años de peregrinar de trabajo en trabajo, tras periodos de gran preocupación, cuando nos ha sido imposible delegar en otros un trabajo agotador, e incluso cuando se ha vivido un proceso de transformación interior largo y doloroso. Y cuando, por fin, llega el momento en el que podemos tomarnos un periodo de descanso, estas personas están tan cansadas que siguen como si fueran máquinas.

Su cansancio, sin embargo, no se deriva del hecho de querer trabajar a toda costa, sino de una necesidad real de sus prestaciones: se trata de algo que deben hacer forzosamente y que no pueden delegar en nadie más. De este modo, se resignan y siguen trabajando, con más fuerza de voluntad que física. Hasta el día en que se desploman. En ese momento, incluso el menor esfuerzo les parece un obstáculo insuperable. En los niños, el estado Olive puede darse en casos de enfermedades graves, cuando experimentan un gran malestar o durante una convalecencia.

Olive puede estar relacionado con varios trastornos porque, cuando nuestra vibración energética es muy escasa se manifiesta en un estado físico alterado y pueden producirse diversos malestares, algunos de bastante gravedad.

En resumen, Olive nos ayuda a apelar a nuestras reservas interiores y a recuperar el contacto con la energía vital para seguir con nuestras tareas. Nos ayuda a reconocer que nuestras fuerzas no son ilimitadas y que, por lo tanto, sólo podemos esperar que las fuerzas cósmicas vengan a socorrernos. Dado que Olive nos da también la conciencia de nuestros límites, nos ayuda a dejarnos ir para encontrar el descanso merecido con el fin de poder seguir en nuestro empeño, así como a administrar de forma más racional nuestros recursos.

EN RESUMEN

Estas personas, obligadas a realizar un gran esfuerzo del que no pueden sustraerse, caen en un estado de agotamiento.

DESDE UN PUNTO DE VISTA POSITIVO

Las flores de olivo mantienen nuestras reservas interiores para continuar en el camino y conservar la serenidad, a pesar del cansancio que nos asalta.

24. Pine

Pinus silvestris, pino silvestre

... y aunque dolorosos,
llevará siempre sus días...

(HOMERO)

Indicaciones: para todos aquellos que se culpabilizan, se autocritican y en cualquier situación creen que podrían haber actuado mejor.

Principio activo: se relaciona con el perdón, el arrepentimiento y la comprensión de la condición humana.

Síntomas: sentimiento de inferioridad y de vergüenza, ansiedad, melancolía.

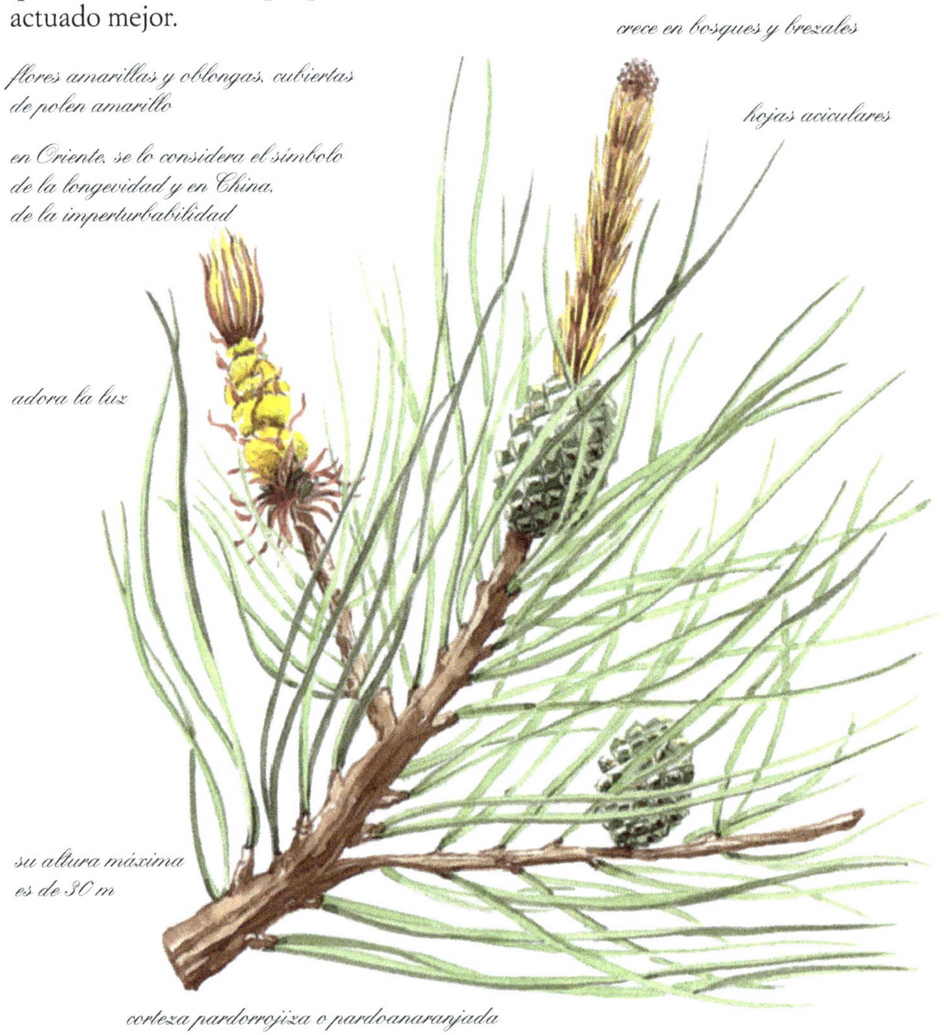

Desde hace años, Antonia pide perdón incluso por respirar. Sus frases están plagadas de expresiones tales como «perdona», «¿me permites?», «¿molesto?», «¿puedo?». Camina de puntillas, se comporta siempre con mucha discreción y, cuando alarga una mano para coger algo que se le ha ofrecido, parece como si tuviera miedo de quemarse. Así que, si hace el gesto de acariciar a un niño o de coger una galleta en casa de unos amigos, se reprime enseguida. Como un pajarillo: un picotazo y sale volando... ligera, discreta, casi imperceptible. Antonia se sobresalta ante el menor contratiempo, por equivocarse al hablar con una amiga o porque alguien ha hecho el ridículo. Por no hablar de si, por desgracia, es ella quien lo hace o le da un golpe a algo sin darse cuenta. Antonia se deshace entonces en disculpas, completamente ruborizada, turbadísima. Pero lo peor viene luego. Durante días y días, Antonia le da vueltas al ridículo que ha hecho. Se llama estúpida. Piensa cómo remediarlo. Además, se avergüenza por el ridículo que hacen sus amigos, su marido, sus hijos, y así con todos. Es capaz de revivir episodios remotos, sobre los que vuelve para pedir perdón, para descubrir que las personas implicadas se han olvidado por completo o que ni siquiera se habían dado cuenta. Y, de todos modos, no le habían dado importancia a aquello que para Antonia era un suceso lamentable sobre el que dar vueltas.

El estado de ánimo que sugiere esta planta está presidido por el remordimiento, transitorio o permanente, que agita la conciencia y le hace repasar continuamente lo ocurrido. Nos autoacusamos, nos criticamos, recurrimos a la autodefensa, nos sentimos inferiores, tendemos a someternos y acabamos por sumirnos en la tristeza y la melancolía. En ocasiones, estas personas tienden a asumir incluso las culpas ajenas, porque están convencidas de que deben compartir, e incluso asumir, las responsabilidades de todo el mundo.

Esta actitud puede tener, en ciertos casos, un origen familiar —por ejemplo, un padre o una madre demasiado exigentes—, y puede manifestarse de repente. Oculta siempre una sensación de inadecuación por no haber hecho bastante, tanto por nosotros como por los demás. También la religión, y en especial la católica, puede provocar un agudo sentimiento de culpabilidad: todo lo que no hemos hecho y debíamos hacer; los pecados que hemos cometido; la mirada de Dios, etc.

Se puede experimentar también una sensación más sutil pero no por ello menos difícil de sobrellevar: todas esas pequeñas cosas que no hemos logrado hacer: la llamada al amigo, el paseo que le prometimos a nuestros hijos quién sabe cuándo, los libros que habríamos querido leer, las exposiciones a las que nos habría gustado asistir, las lenguas que deberíamos haber aprendido, el tiempo que no supimos guardar para nosotros.

Con frecuencia, corremos el riesgo de que nuestra vida se convierta en un coro de «debería haber», «debería» y «debo» que revolotea a nuestro alrededor y nos hace pensar que mereceríamos ser castigados por ello.

Estos sentimientos de culpabilidad afloran también en casos como este: desde hace tiempo, queremos visitar a una persona querida, tal vez ya anciana; sabemos que le encantaría vernos, pero, por un motivo u otro, todos justificados, no lo hacemos; hasta que, al final, esta persona fallece.

Por otra parte, todos somos también bastante proclives a permitir que las convenciones y los condicionamientos sociales y económicos nos afecten. La vida transcurre a un ritmo frenético y no nos permite hacer las cosas que realmente cuentan para nuestra paz interior.

Lo cierto es que, si el castigo no proviene del cielo, como por otro lado consideramos que sería justo, tratamos de castigarnos.

Así, elegimos estar con las personas equivocadas y aceptamos que nos hagan sufrir, y en nuestro interior sentimos que está bien, o bien pedimos perdón por todo y a todos y despilfarramos grandes energías en inculparnos.

También los niños pueden llegar a esta situación. En la mayor parte de los casos, porque los culpabilizan los adultos, que tienen una gran responsabilidad al transmitir, aunque sea de forma inconsciente, este estado de ánimo. A menudo más por descuido que por maldad o mala fe, o porque no son conscientes del efecto que una pequeña frase puede tener en un ánimo sensible.

Por consiguiente, podemos encontrar niños que se acusan para defender a sus compañeros, que aun teniendo razón aceptan que se les considere culpables y que se preocupan por lo que ocurrirá si por torpeza golpean o estropean algo.

Desde el punto de vista físico, estas personas expresan su malestar con achaques aparentemente lejanos del problema originario. En efecto, esta actitud masoquista de quien espera y acepta el castigo divino por sus fechorías, acaba ensañándose con las partes más débiles del organismo. Por lo tanto, el tipo Pine está más expuesto que otros a sufrir trastornos más o menos graves: dolores de cabeza, de espalda o de estómago, o bien problemas respiratorios y de corazón.

Pine nos enseña a asumir nuestros errores y a aceptarlos, ya que no hay nadie en el mundo que no se equivoque. Lo importante es darse cuenta de ello y tratar de no caer en el mismo error. Pine nos ayuda a desarrollar una profunda comprensión hacia la humanidad, y nos permite discernir entre culpa y penitencia.

Por último, Pine nos permite acceder a nuestras reservas de paciencia, humildad y modestia para poder ayudar a los demás, sin asumir culpas que no son nuestras; nos pone en contacto profundo con nuestras emociones, de las que puede brotar un arrepentimiento equilibrado, y nos enseña a no despilfarrar las energías en una inútil espiral de inculpaciones.

EN RESUMEN

Estas personas se culpabilizan porque están convencidas de que deben expiar su comportamiento y que no son dignas de amor. Consideran incluso que no se merecen nada de lo que tienen, al carecer de valor y ser inferiores a los demás.

DESDE UN PUNTO DE VISTA POSITIVO

Las flores de pino ayudan a que el paciente tome conciencia de su humanidad —y, por lo tanto, de su falibilidad— y desarrolla en su interior el sentido del perdón y de la comprensión.

25. Red Chestnut

Aesculus carnea, castaño de Indias rojo

Te veo, y se aplaca ya mi pena,
te cojo, y mi ansia se serena...

(GOETHE)

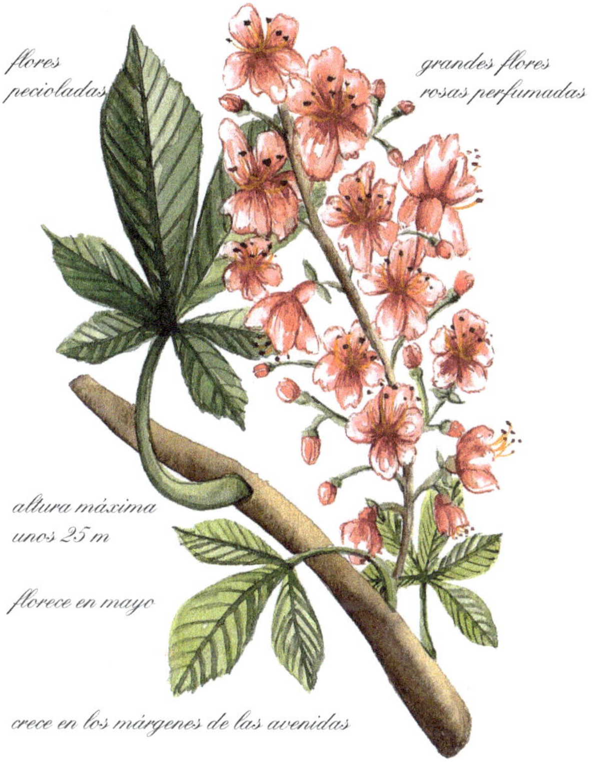

Indicaciones: para todos aquellos que se preocupan en exceso por los demás porque temen que pueda ocurrirles algo malo.

Principio activo: se relaciona con la posibilidad de ayudar al prójimo con amor y tranquilidad interior.

Síntomas: ansiedad, dolor de cabeza, trastornos nerviosos, calambres en el estómago, abuso de la nicotina.

Daniela: tres hijos, un marido, dos perros y un gato a media jornada. Daniela, superprotectora, está siempre preocupada por alguien: «¿Se habrá puesto Luisito la bufanda? Se ha levantado viento y tiene los pulmones delicados. Y Ana, ¿se habrá guardado la merienda en la cartera? Pero... ¿qué hora es? ¡Las cuatro, ya! Y mis padres, que se han ido a la costa, ¡aún no han llamado! No sé si llamar a la policía de tráfico para preguntar si han tenido un accidente...». Y entonces empieza a imaginarse a sus padres sangrando en el asfalto y la ambulancia sin llegar y... directos al hospital, y ella que corre hacia ellos, y el miedo, la angustia, la desesperación. En fin, un tormento difícil de explicar.

Sí, porque Daniela tiende a pensar de la manera más pesimista la mayoría de las veces, y hace de las preocupaciones su comida cotidiana.

Así, cuando está en la cama, sigue preguntándose si ha cerrado la llave del gas y se imagina toda clase de atrocidades; pasa después revista a toda la casa, perro y gato incluidos, y ataca a continuación el ritual familiar: si están fuera, se preocupa por los accidentes, las peleas, la violencia; si están en casa, por enfermedades, reales o no, pero siempre con consecuencias dramáticas. Por último, se abandona a los presagios más funestos: desde que los hijos suspenden hasta que el marido pierde el trabajo; que sus perros acaban bajo un coche al cruzar la calle; que sus parientes, que siempre viajan en avión, sufren un secuestro o caen al mar. En función del humor que tenga en ese momento, puede acabar pensando en los hechos más truculentos y más disparatados.

El estado Red Chestnut está relacionado con quien sufre continuamente por el bienestar de los demás, sobre todo personas a las que está especialmente apegado, y se angustia porque les pueda suceder algo malo.

Tienden a expresarse excesivamente: así, aunque algo que podía ir mal ha acabado saliendo bien, tienden a enfatizar lo terrible que habría sido que las cosas hubiesen salido de otro modo; o vive la vida ajena con la misma intensidad que si fuera la suya; o exagera obligando a quienes tiene cerca a que telefoneen, cada día cuando salen de viaje, o que vuelvan a cierta hora, a despecho de nuestro sueño, o teme que tras una enfermedad banal se oculte alguna otra más grande e incurable.

Los padres tienden a proteger excesivamente a sus hijos, ya sea interesándose continuamente por ellos o bien preocupándose por un pequeño malestar o peligro, obligándoles a abrigarse demasiado en invierno o a ir en verano con camiseta, jersey, zapatos y sombrero.

Quien cae en este estado de ánimo sufre constantemente por el bienestar ajeno y piensa que los demás no se dan cuenta, con lo que acaba por provocar desequilibrios emotivos, a veces de carácter grave, en quienes le rodean. Es típico que no se ocupen en absoluto de su propio bienestar y no teman lo que les concierne, como si la simbiosis que les une a las otras personas fuera una razón de vida suficiente y los demás, una especie de prolongación de sí mismos. Esta situación puede ser especialmente dolorosa cuando la persona implicada en esta simbiosis trata de liberarse de ella para poder seguir su camino y crecer sola, como en el caso de un padre con su hijo o, peor aún, de marido y mujer. En los niños, puede apreciarse una ansiedad excesiva al llamar continuamente a su madre, o bien un exceso de fantasía negativa o la tendencia a la hiperprotección de los hermanos o los amigos.

Red Chestnut nos enseña a activar nuestra capacidad de pensamiento positivo para intervenir operativamente en la relación con los demás y transmitirles nuestra ayuda espiritual, demostrándoles así interés y participación.

Nos ayuda a acceder a nuestras reservas interiores, para poder actuar con prontitud en caso de emergencia, demostrando tranquilidad, capacidad y seguridad. Por último, nos permite comprender que lo que ocurre está relacionado con el destino individual de cada cual, y que es imposible ahuyentar de quienes amamos el dolor y el malestar, los cuales, por desgracia, nos afectan a todos.

Red Chestnut nos da también una mayor conciencia en lo que nos afecta a nosotros mismos, y nos enseña a ver los aspectos positivos de lo que pasa y a aceptar gozosamente todo lo que tiene de bueno nuestra vida y la de quienes queremos.

EN RESUMEN

Estas personas se preocupan en exceso por los demás, porque proyectan su propia inseguridad y sentimientos negativos, de acuerdo con una idea equivocada del amor.

DESDE UN PUNTO DE VISTA POSITIVO

Al final, estas personas comprenderán que no pueden alejar el dolor y el malestar de los demás y están dispuestas a prestarles todo su apoyo de una manera positiva.

26. Rock Rose

Heliantemum nummularium, heliantemo

Huyendo voy con pie conmovido...

(LUIS DE GÓNGORA)

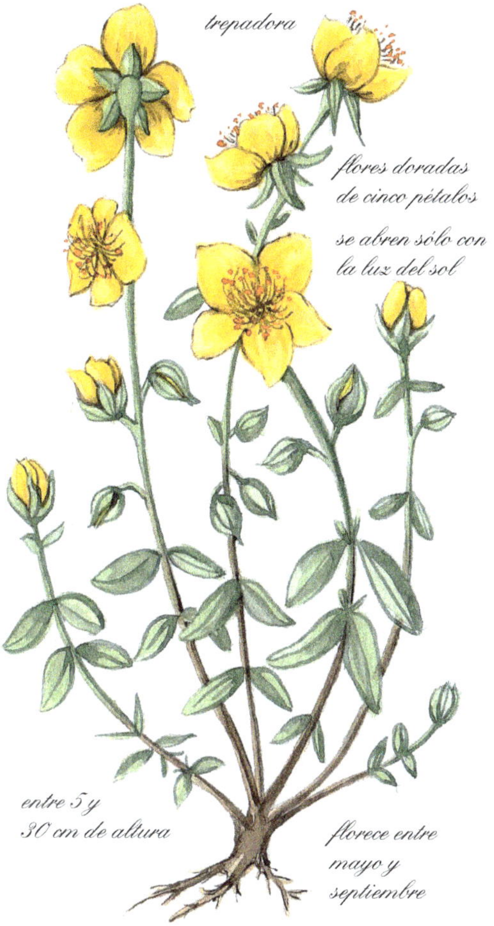

Indicaciones: para todos aquellos que se sienten amenazados y son víctimas del pánico. Es uno de los remedios de emergencia.

Principio activo: está relacionado con la cualidad espiritual del coraje, la tenacidad y la prontitud en la acción.

Síntomas: colapso nervioso, dificultades para hablar y moverse.

Lucas decidió que aquel día iría a la oficina, aunque fuera sábado, porque después venían tres días de puente y no quería encontrarse con una montaña de trabajo al volver. La empresa en la que trabajaba ocupaba un edificio de cinco pisos. Lucas tenías las llaves de su planta y, cuando entró, el portero no estaba en su puesto. Así que nadie le vio.

Trabajó toda la mañana y, hacia la una, se dispuso a salir. Con la gabardina bajo el brazo, llamó el ascensor, que llegó en un periquete. Pulsó el botón de bajada y el ascensor se puso en marcha suavemente. Lucas se estaba arreglando el nudo de la corbata frente al espejo, cuando de golpe el ascensor se paró y las luces se apagaron. Como era una persona bastante tranquila, se lo tomó con calma y apretó la alarma. No ocurrió nada. Ni un ruido. Fue entonces cuando Lucas se dio cuenta de que no se oía nada. Que todo estaba sumido en el silencio. Que no había nadie. Comprendió de inmediato que debía hacerse oír, puesto que, al ser sábado y en previsión del puente, corría el riesgo de quedarse allí dentro durante cuatro días.

Así, para atraer la atención, empezó a golpear con los puños contra la cabina, después a gritar con todas sus fuerzas, a sacarse un zapato y sacudirlo contra el suelo. En una espiral de horror, Lucas se quedó sin voz, antes de darse cuenta de que todo esfuerzo era inútil. Exhausto, empezó a sentir un sudor frío, a temblar y por último empezó a llorar. Tuvo la tentación de arrancarse el pelo por la desesperación, y le parecía que se ahogaba: el corazón le estallaba en el pecho y sintió que le faltaba el aire... Trató de calmarse, de reflexionar. Y, en aquel pequeño momento de silencio, y mientras el terror volvía a asaltarlo, oyó un leve ruido de pasos en la escalera. De inmediato, volvió a golpear las paredes. Una voz le respondió. ¡Estaba salvado! Cuando le sacaron, aún temblaba de miedo y las piernas le flaqueaban.

Cuando nos encontramos en situaciones de emergencia, tenemos tendencia a sentir pánico. El terror nos pone los pelos de punta, temblamos, sentimos un sudor frío y tenemos ganas de salir corriendo no importa adónde. El corazón parece que se nos para aunque, al mismo tiempo, se desboca.

Puede ocurrir tanto en situaciones reales de peligro como ante incidentes, miedo, dolencias imprevistas, pesadillas o momentos de desazón espiritual.

A menudo, esta situación reseñada aparece acompañada por una molesta y desconcertante sensación de endurecimiento o contracción en la boca del estómago.

En el estado atribuido a Rock Rose, es la sensación de estar inermes, de no poder enfrentarse con lo que ocurre lo que paraliza e impide a la persona que lo padece que su mente razone con lucidez y reaccione con rapidez. La angustia va ganando terreno. El sistema nervioso es incapaz de hacerse cargo del nuevo estado y se desmorona bajo el peso del horror. El sentimiento de indefensión e impotencia es tan grande, que incluso la vista y el oído parecen desaparecer, quedando la persona petrificada.

En los niños, este estado puede estar provocado por algo que les ha asustado pero que no es especialmente grave. El niño se asusta por cosas que a un adulto le costaría imaginar, como las fieras enjauladas, los osos, las máscaras, la bruja de Blancanieves, un señor con barba o un pasadizo oscuro.

Rock Rose nos pone en contacto con nuestra reserva de coraje y de heroísmo, permitiéndonos afrontar incluso las situaciones más difíciles y reaccionar con prontitud y decisión.

EN RESUMEN

La persona que necesita que se le administre una terapia de Rock Rose es víctima del pánico hasta el punto de llegar a perder por completo el sentido de la realidad.

DESDE UN PUNTO DE VISTA POSITIVO

Rock Rose nos permite reaccionar, y nos da fuerza y altruismo y restableciendo el contacto con nuestro yo superior.

27. Rock Water

Agua mineral

¡No luches, no sufras!
Lo que tenga que ser, sea.

(LORENZO DE MEDICI)

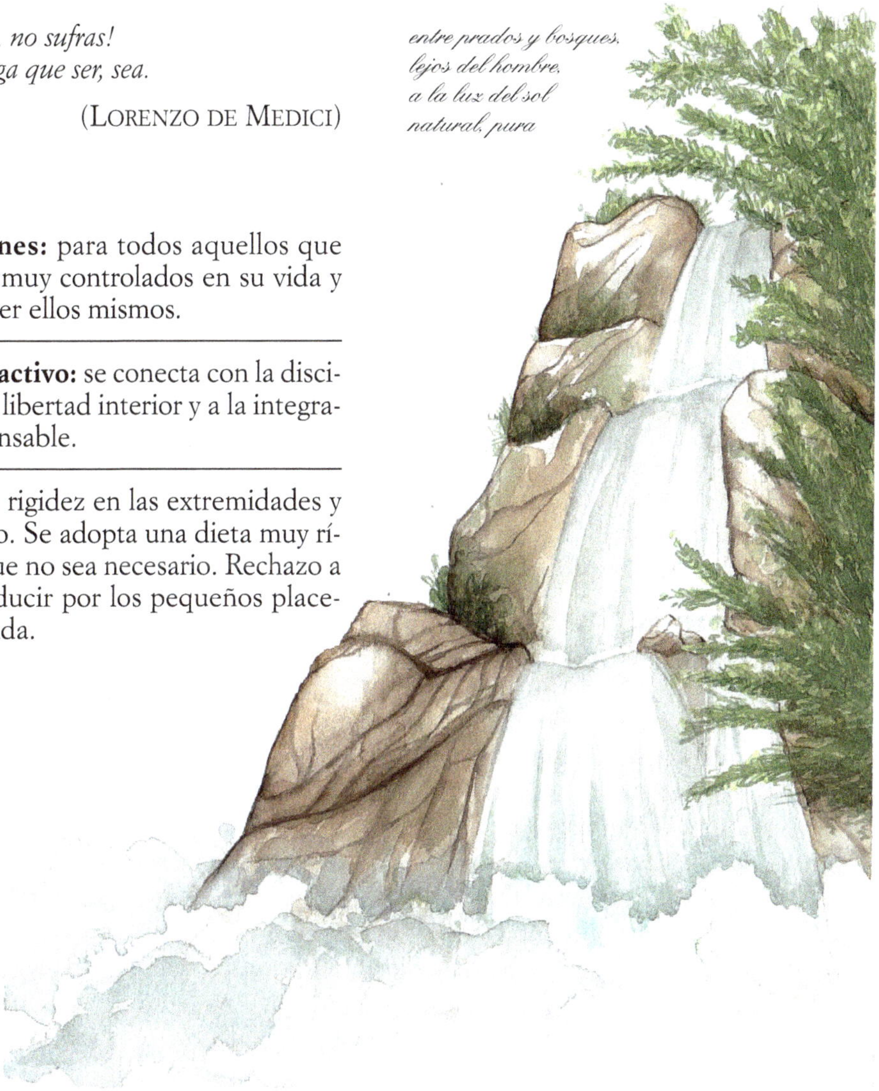

Indicaciones: para todos aquellos que se sienten muy controlados en su vida y aspiran a ser ellos mismos.

Principio activo: se conecta con la disciplina de la libertad interior y a la integración responsable.

Síntomas: rigidez en las extremidades y en el cuello. Se adopta una dieta muy rígida aunque no sea necesario. Rechazo a dejarse seducir por los pequeños placeres de la vida.

Cuando Miguel empezó a seguir ciertas disciplinas orientales, tenía más o menos veinticuatro años. Era un chico alegre, vivaz, lleno de sentido del humor. Ya han pasado veinte años. Se ha vuelto completamente vegetariano, no fuma ni bebe alcohol, no ve la televisión ni va al cine ni, en general, a locales públicos. Su vida está ordenada rígidamente: en cuanto se despierta, una buena ducha fría, después media hora de caminata al aire libre (Miguel no vive en la ciudad), luego a casa otra vez, a desayunar cereales y leche fresca que le facilita su ve-

cino. Va a trabajar en bicicleta y se salta la comida del mediodía porque el comedor de la empresa «sólo sirve un montón de porquerías». A las seis ya está en casa de nuevo. Mientras prepara la cena, se ocupa de sus animales (un perro, tres gatos y dos gallinas que le proporcionan huevos frescos). Después de cenar, lee libros de filosofía y a las nueve ya está en la cama. El sábado y el domingo, que dedica generalmente al yoga y la meditación, se reúne con otras personas que piensan como él. Jamás pasa las vacaciones en España, sino en cualquier paraje perdido de la India, Tíbet o Nepal.

Cuando ve a su familia, Miguel muestra una actitud segura y distanciada, no se interesa por lo que hacen ni trata de convencerlos de que sean como él. Simplemente, cree que él está en el buen camino y que los otros se equivocan al librarse a una vida frívola...

Quien pertenece al carácter Rock Water tiene con frecuencia una gran tendencia al perfeccionismo, al ascetismo, a someterse a disciplinas rígidas e incluso punitivas.

Con frecuencia, estas personas se imponen reglas férreas que les llevan a renunciar a los placeres de la vida, incluso los más pequeños, y a intentar no equivocarse nunca, por ningún motivo.

Se considera que la forma física es importante y se hace de todo por mantenerla, aun a costa de grandes sacrificios, así como se idealiza un cierto modo de vida al que uno se atiene rígidamente, marginando emociones, pulsiones e instintos, ya que se ven como impedimentos de la transformación espiritual que hemos emprendido.

Así pues, las necesidades físicas pueden no integrarse con las espirituales e incluso despreciarlas, ya que nos sometemos a modelos que no queremos abandonar a ningún precio.

Hay una tendencia a ser muy exigente con uno mismo, al igual que excesivamente orgulloso de la propia espiritualidad, a querer servir de ejemplo a los demás, a no aceptar los propios errores y a aumentar la presión y el condicionamiento orientado hacia dentro.

Desde el punto de vista físico, el tipo Rock Water puede presentar dolores en la espalda y artrosis cervical, rigidez en las extremidades, tortícolis, artrosis, reumatismos, cálculos, estreñimiento, presión elevada y estancamiento biliar.

Rock Water nos pone en contacto con la posibilidad de mantener una actitud equilibrada sin renunciar a los propios ideales, nos permite obtener una integración correcta entre el cuerpo y el espíritu, abandonar ciertos modelos de vida para acceder a otros incluso mejores y más nuevos, pero sobre todo nos infunde una sensación de paz y tranquilidad en la que pueden superarse los errores. Una forma de enseñanza que resulta indispensable para nuestro crecimiento espiritual.

EN RESUMEN

Este tipo de personas están plenamente convencidas de sus principios. Desean ser un ejemplo a seguir y se vuelven, muy a menudo, intransigentes.

DESDE UN PUNTO DE VISTA POSITIVO

Rock Water ayuda a sopesar las ideas, manteniendo una disciplina interior sin exageraciones, y permitiendo ser flexible y abierto a otras perspectivas.

28. *Scleranthus*

Scleranthus annus, escleranto
(flor seca)
En ti sí reconozco las formas
usadas con ojos inciertos entre risa
y llanto...

(GIOSUÈ CARDUCCI)

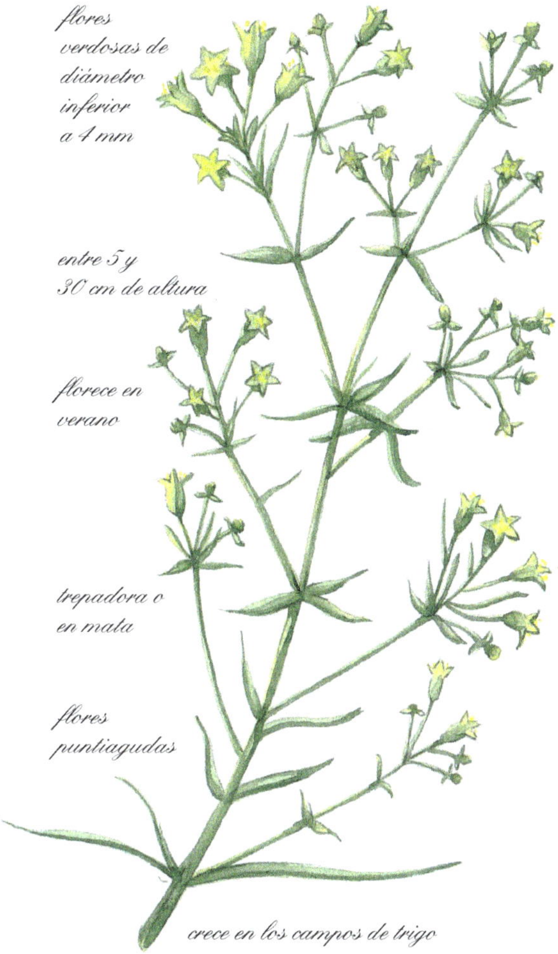

Indicaciones: para todos aquellos que no logran decidirse entre dos opciones y que, por ello, se sienten confundidos.

Principio activo: se relaciona con la sensación de adecuación y con la claridad interior.

Síntomas: cefaleas, mareos, inestabilidad nerviosa, rechazo de la comida, cambios de ánimo y de condiciones físicas.

Pablo es un indeciso vocacional. Incluso en las pequeñas cosas. Si debe comprarse un jersey nuevo, se queda ante la dependienta dudando: «¿Me quedo con el rojo o con el azul?», y ahora le parece mejor uno y luego el otro. Tras un buen rato, al tener que tomar una decisión, más que nada para librarse de la dependienta, Pablo acaba por comprarse los dos o ninguno.

Pablo aún no tiene novia clara. Sale a la vez con dos chicas encantadoras en semanas alternas, y cada vez se convence de que aquella con la que sale es su compañera ideal. De una, le gusta su sentido del humor, su alegría, su forma de vestir, el color de su pelo... Cuando está con ella, cree que sería una esposa ideal... Pero, cuando está con la otra... ¡Qué bombón! Bella, inteligente, culta, con un trabajo interesante. Pablo se siente fascinado por su vivacidad, y vuelve a casa convencido de que esa sí es la mujer de sus sueños... ¡Por supuesto, hasta la semana que viene!

Pablo tiene la tendencia de oscilar entre una idea y otra, y cambia fácilmente de opinión. Lo que ayer le gustaba, hoy ya no le apetece, y viceversa...

Las personas Scleranthus tienen por lo general convicciones débiles, son dubitativas y les falta concentración. Alternan fácilmente momentos de buen humor y de depresión, y cambian de idea con frecuencia. Dudan siempre, tanto en las pequeñas como en las grandes cosas. En una palabra: son mudables. Así, la mujer cambiará continuamente de ropa, de maquillaje, de color de cabello, y el hombre de coche, de televisión, etc.

Con frecuencia, estas personas hacen gestos repentinos y nerviosos, y cuando caen enfermas, presentan síntomas que pueden implicar a varias partes del cuerpo: como si ni siquiera en la enfermedad lograran tomar un único camino.

Esta falta de equilibrio está íntimamente conectada con una acusada falta de dirección: no hay contacto con el propio centro, y por ello se mueve constantemente entre una y otra posibilidad, sin lograr decidirse.

Desde el punto de vista físico, el tipo Scleranthus puede presentar problemas en el sistema inmunitario así como vértigos, diarrea, estreñimiento, mareos y trastornos asociados con la presión.

También los niños pueden manifestar indecisión y alternancia entre apetito excesivo e inapetencia, entre risa y llanto, y a veces trastornos del equilibrio. La flor de escleranto les ayuda en estos casos, así como ante mareos e incluso mal de ojo.

Scleranthus nos indica el camino de la adaptación consciente, del equilibrio, de las decisiones rápidas y precisas, nos vuelve flexibles, mentalmente abiertos y dueños de nosotros mismos.

En resumen, nos permite desarrollar nuestra seguridad interior para saber con certeza lo que queremos hacer y conseguir.

Además, potencia nuestra capacidad de concentración y nos permite mantener nuestro equilibrio interior, sin perder la flexibilidad que nos ayuda a descubrir nuevas posibilidades vitales, evitando los extremos, con la seguridad de quien escucha la propia voz interior.

EN RESUMEN

Este tipo de personas oscila entre dos posibilidades y no logra decidirse porque está desligado de su yo superior, no consigue oír su voz y nunca está seguro de lo que realmente le conviene.

DESDE UN PUNTO DE VISTA POSITIVO

La persona equilibrada se mueve con seguridad para acceder a cualquier decisión con rapidez y precisión.

29. Star of Bethlehem

Ornithogalum umbellatum, estrella de Belén

Dios me ayude. Todo el cuerpo
tengo bañado en sudor.
Y en mi propio fuero interno
mi corazón se me heló...

(FÉLIX LOPE DE VEGA)

Indicaciones: para los que necesitan ayuda en momentos de *shock* y miedo, o que no han asimilado antiguos traumas.

Principio activo: la superación de las experiencias negativas para recuperar la propia dirección vital.

Síntomas: trastornos en la garganta, enfermedades psicosomáticas, menstruaciones dolorosas, sensación de torpeza.

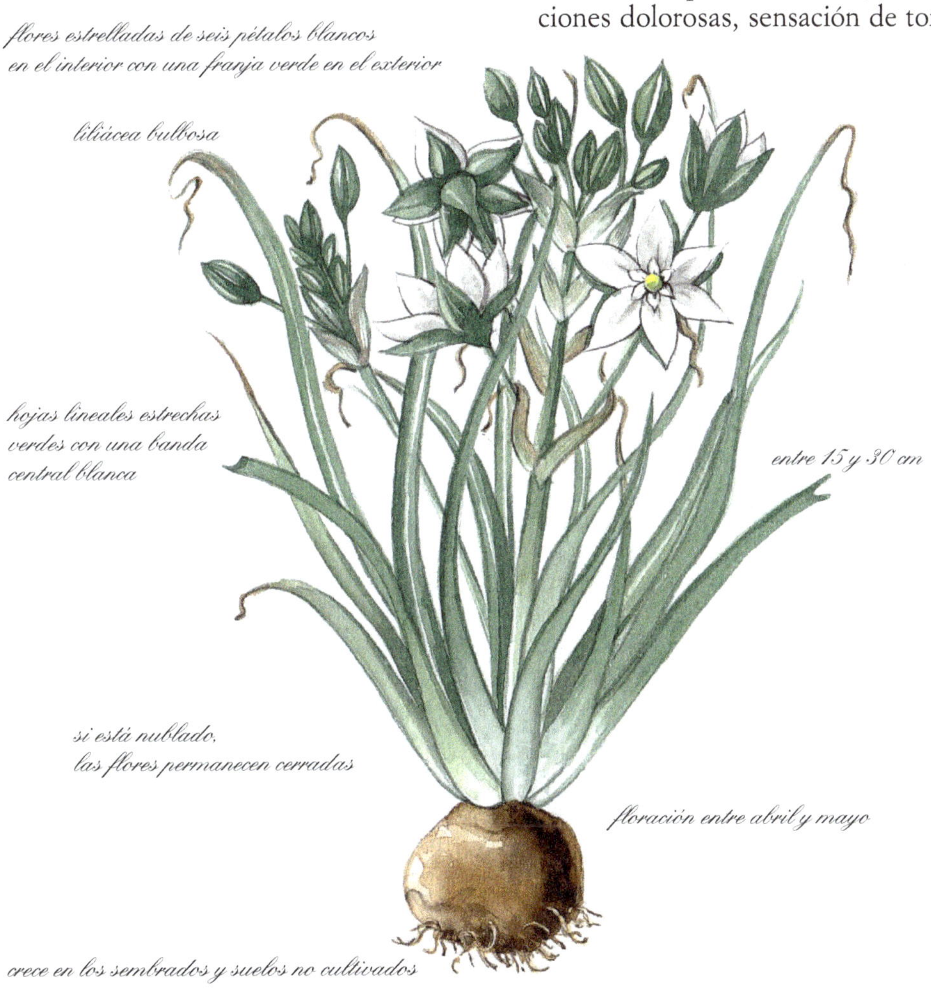

Hace un tiempo, Elena iba sola por la calle. Era de noche, aunque no muy tarde: serían las ocho. Una de aquellas noches invernales húmedas y neblinosas, como sólo se dan en el norte, que te hacen desear llegar cuanto antes a casa para disfrutar de la confortable atmósfera familiar. Elena empezaba a vislumbrar las luces de su calle, amarillas a decir verdad, e imaginaba el delicioso baño caliente que se prepararía en un momento. De hecho, aquella noche estaba sola. Ni marido ni hijos. Qué tranquilidad... toda una noche para ella. Un buen baño, una cena ligera y luego... ¿quién sabe? Podría arrellanarse en un sillón con una colcha y acabar el libro que estaba leyendo, o llamar a Juana, una amiga con la que no hablaba desde hacía tiempo, y regalarse con una buena charla. Como en los viejos tiempos.

De repente, aparecieron ante ella dos chicos que le obstaculizaban el paso. Antes de que Elena pudiera darse cuenta, se vio contra la pared, con algo frío en la garganta. ¿Una navaja? En una fracción de segundo, mientras ella trataba de conservar la calma, a pesar del susto, oyó la voz de uno de ellos que le decía: «Estate quieta, si no quieres tener problemas». Con el rabillo del ojo, vio que el otro vigilaba la calle, a pesar de estar desierta. Inmóvil, ni siquiera se atrevía a preguntar qué querían de ella... Después, oyó una sirena, y por la esquina apareció una patrulla de la policía que iluminó la escena con sus faros. Los dos la soltaron de golpe y echaron a correr mientras el coche los perseguía. Trastornada y tambaleante, Elena se fue a su casa. Decidió no contárselo ni siquiera a su marido, y trató de no pensar más en aquel desagradable episodio.

Últimamente, Elena se siente triste, habla con la voz sofocada y un punto de su brazo ha quedado insensible...

Aunque piense lo contrario, aún no ha podido superar el trauma de aquella noche.

A menudo, los *shocks*, aunque no sean muy importantes, dejan un bloqueo energético que, si no se supera, se transforma en un núcleo sobre el que se acumulan otras emociones, miedos y traumas que condicionan nuestro comportamiento.

Por consiguiente, nos podemos sentir tristes, infelices, desolados, torpes, se vuelve a estados pasados, se rechaza todo tipo de consuelo y, en el caso de traumas físicos, la curación puede verse retrasada.

La vida nos parece gris, apagada, y no ponemos entusiasmo en nada de lo que hacemos.

Con frecuencia estamos expuestos a *shocks*, incluso banales, de los que no nos damos cuenta. Una especie de vibración distorsionada resuena en nuestro interior, aunque sea por un instante, y nos provoca malestar. Esto nos ocurre a todos cada día. Basta un pequeño accidente doméstico, como un corte, una quemadura o un cardenal, o bien un *shock* emocional, como recibir un insulto por parte del conductor de un coche, un borracho que se mete con nosotros, una mala noticia o ciertas imágenes de la televisión. Somos más sensibles de lo que nos creemos, aunque, afortunadamente, y por lo general, somos capaces de reelaborar y asimilar lo que nos ha provocado un estado de malestar.

De todos modos, en ciertas condiciones, cuando el trauma es mayor por razones tanto objetivas como subjetivas, puede faltarnos la capacidad de acometer esta reelaboración.

De ello se deriva la dificultad de aceptación, en ocasiones incluso del mundo circundante, una sensación de renuncia y de desorientación que condicionan su personalidad y son terreno abonado para otros sentimientos como la angustia, el miedo y la apatía.

Desde el punto de vista físico, este estado puede provocar bloqueos en la espalda, sensación de torpeza en ciertas partes del cuerpo, tensión en la garganta y trastornos en la deglución.

Star of Bethlehem nos ayuda a recuperar el contacto con nuestro centro, a liberar las emociones congeladas, eliminando todo lo que no hemos logrado asimilar y que provoca una sensación de malestar, a veces profundo.

Nos permite, además, redescubrir traumas pasados y sacarlos a la luz para aceptarlos y superarlos, recuperando por fin esa sensación de paz que se deriva de la conciencia de todo lo que nos ocurrió.

Star of Bethlehem nos prepara para asumir todo lo que durante tanto tiempo habíamos sido incapaces de ver y de comprender, y nos pone en condiciones de restablecer nuestra sensibilidad física y psíquica, aunque la hayamos perdido momentáneamente. Nos ayuda a recuperarnos a nosotros mismos y a orientarnos de nuevo en nuestro circuito interior, neutralizando los efectos de lo ocurrido y aprendiendo a reelaborar los hechos, con la experiencia consiguiente.

EN RESUMEN

Este tipo de personas no es capaz de asimilar el estado de *shock* padecido y, por ello, se siente infeliz y desorientado.

DESDE UN PUNTO DE VISTA POSITIVO

Star of Bethlehem nos permite reelaborar los traumas sufridos para recuperar el contacto con nuestro yo superior y aceptar la prueba vivida como parte integrante de una experiencia de vida y, por ello mismo, determinante para nuestro crecimiento.

30. Sweet Chestnut

Castanea sativa, castaño dulce

Dejadme así,
como una
cosa
puesta
en un rincón
y olvidada...

(GIUSEPPE UNGARETTI)

Indicaciones: para todos aquellos que se sienten al borde de su capacidad de resistencia y creen que no les quedan esperanzas.

Principio activo: se relaciona con la transformación y la sensación de paz y de liberación que se deriva de ella.

Síntomas: desánimo agudo, agotamiento nervioso, pérdida del cabello.

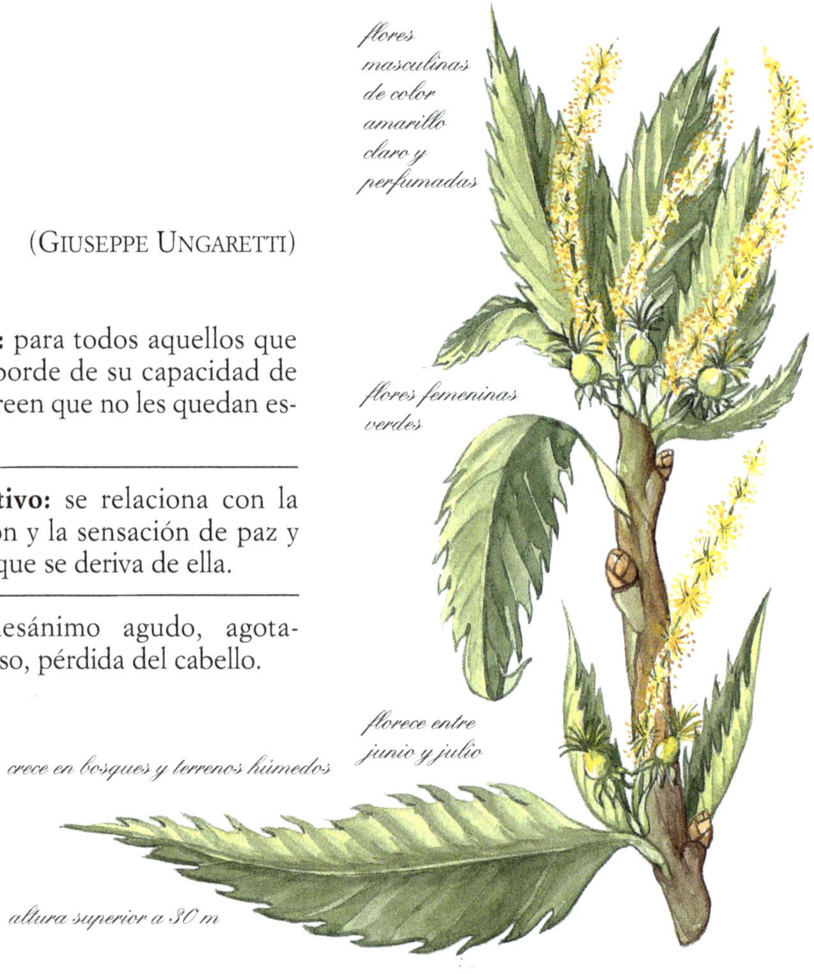

Tomás ha dedicado los últimos diez años de su vida a intentar que su empresa mejore. A decir verdad, se trata de una empresa pequeña, pero para él representaba la culminación de toda una vida de trabajo, algo que pudiera administrar él solo con profesionalidad y equilibrio. Tomás no está obsesionado con ganar mucho dinero, sino que le gusta trabajar y se divierte creando nuevos productos para introducir en el mercado. Siempre ha creído que, tarde o temprano, tendría éxito. Así pues, se ha consagrado en cuerpo y alma a su empresa, sin regatear en inversiones, trabajando día y noche y buscando el mejor camino para prosperar. Con el tiempo, sin embargo, las cosas se han puesto cada vez más difíciles. Los clientes no acaban de llegar, los productos no se venden aunque todos le han felicitado por sus ideas, por su empresa,

por sus nuevas iniciativas... Tomás nunca ha perdido la confianza, ha seguido luchando, como trabajador infatigable que es, clavando los codos, seguro de lo que está haciendo. Luego han empezado los problemas: coyunturas adversas del mercado, colaboradores desleales e inversiones excesivas que, en lugar de rendir, han acarreado deudas a la empresa. Todo ello ha contribuido a poner en un aprieto a la querida empresa de Tomás. Él, impertérrito, ha seguido confiando en su buena estrella, pensando que todo cambiaría... Pero, un buen día, agobiado por los acreedores, Tomás comprendió que estaba en un callejón sin salida. Se dio cuenta de que no tenía posibilidades, que había luchado para nada, que no había esperanzas... Se sintió como si no fuera capaz de aguantar el peso de aquella situación y creyó que Dios se había olvidado de él, abandonándolo a su suerte... Lo había perdido todo, incluso la esperanza de salir adelante.

En el estado Sweet Chestnut, uno de los estados espirituales más intensos, se vive profundamente la sensación de abandono, de desesperación y de vacío que se deriva de haber luchado, casi hasta el extremo de las fuerzas, para luego comprender que la esperanza ha disminuido. Uno se siente contra la pared, como en un túnel del que no se ve el final: perdidos y hambrientos de ayuda, pero sin poder recibirla o tener fuerzas ni ganas de pedirlo. El sufrimiento es tan intenso que parece superar las posibilidades humanas de comprensión y aguante.

Es la voz de Jesús cuando clama: «Padre, ¿por qué me has abandonado?».

Es el momento de la verdad y de enfrentarse a uno mismo, en el intento de seguir oponiéndose a fuerzas que no podemos controlar y que son signos de una transformación profunda. Ya se trate de una enfermedad, de la relación con otra persona o de cualquier otra lucha en la que uno esté enfrascado.

Llenos de esperanza, hemos combatido hasta el final, pero de repente nos damos cuenta de que ya ha llegado el momento de quedarnos con las manos vacías y rendirnos a lo inevitable: una situación que está en plena evolución y que ya no puede ser la misma que antes.

A pesar de la percepción de nuestra profunda soledad, Sweet Chestnut nos ayuda a recuperar el contacto con lo divino como posibilidad de renacimiento y de cambio.

Esta flor nos enseña la capacidad de vivir la transformación, conservando nuestra integridad y capitalizando la experiencia para afrontar nuestras perspectivas.

Nos permite reencontrarnos y creer aún en nosotros mismos para poder resurgir de nuestras cenizas y afrontar lo que nos espera con coraje renovado.

EN RESUMEN

Este tipo de personas ha perdido las esperanzas y se siente contra la pared y sin posibilidad de huida.

DESDE UN PUNTO DE VISTA POSITIVO

Cuando la persona Sweet Chestnut está equilibrada, puede renacer más fuerte a partir de su experiencia y sentirse preparada para vislumbrar nuevos horizontes.

31. Vervain

Verbena officinalis, verbena

... cuando alguien se dispone,
orgulloso, audaz y envanecido
a triunfar en una empresa...

(CALDERÓN DE LA BARCA)

Indicaciones: para todos aquellos que tienen ideas muy precisas y enraizadas, y que creen firmemente que son justas, hasta el punto de querer convertir también a los demás.

Principio activo: está relacionado con la disciplina intelectual, con el entusiasmo y con la voluntad.

Síntomas: hiperactividad, tics nerviosos, irascibilidad, dolor de espalda, tensión.

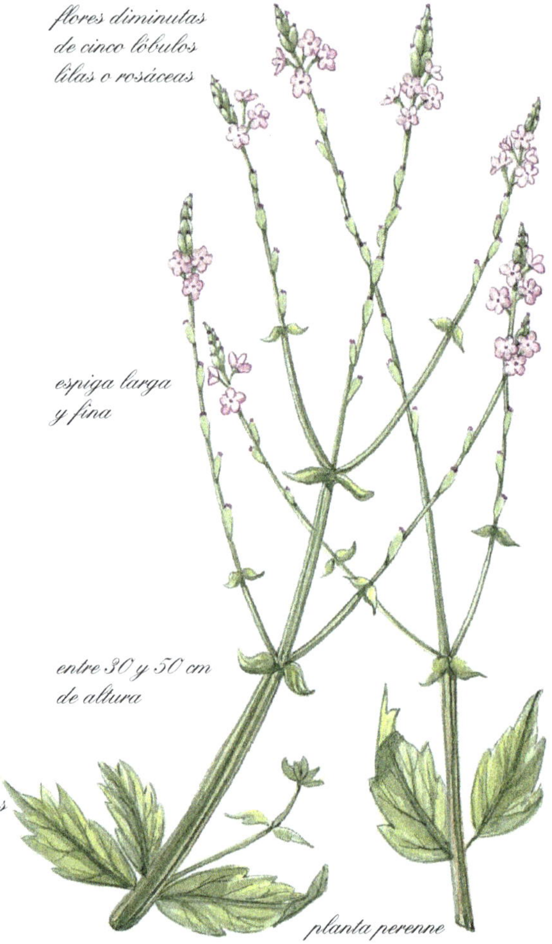

Desde que María empezó a preocuparse por problemas relacionados con el medio ambiente, no concede un momento de respiro a nadie. A quien quiera o no escucharla, María le cuenta cómo le ha cambiado este compromiso, lo bien que se siente, el enorme descubrimiento que le supuso darse cuenta, por fin, de que todo debía obedecer a un ritmo natural, que hay que respetar a la naturaleza y que únicamente a través de una buena relación con el medio ambiente podemos aspirar a un mañana mejor.

Cada sábado y domingo, María va al centro de voluntarios en el que pasa unas horas agradables y relajantes ayudando a elaborar circulares y boletines por la causa. Todos juntos deciden cómo lograr obtener donativos, localizan los parajes susceptibles de ser salvados y tratan de poner los problemas ecológicos al alcance de todos.

María emplea cada minuto de tiempo libre en su cruzada. No habla de otra cosa. Con sus amigas, parientes, familiares, dependientes... Incluso en la peluquería. Ha llegado al punto en que es imposible entablar una conversación con ella que no acabe irremediablemente en los problemas del medio ambiente...

María padece el típico estado Vervain, en el cual nos apasionamos por una idea y querríamos que los demás compartieran nuestro ardor.

Estamos siempre dispuestos a luchar por la causa en la que creemos y cualquier injusticia nos resulta intolerable. Ponemos una gran intensidad en lo que hacemos, hasta el punto de acabar muy tensos e incluso irritables, sobre todo si las cosas no salen como quisiéramos.

A menudo, nos mostramos impulsivos, excesivamente celosos, nos creemos con el derecho de dar consejos a los demás sobre lo que podrían hacer por su bien o su crecimiento espiritual, nos implicamos en una idea hasta el fondo, aun al precio de volvernos o parecer unos fanáticos.

En estas personas hay siempre una gran tensión interior que las empuja hacia el idealismo, por lo que hablan demasiado y, al relacionarse con los demás, tratan de demostrar a toda costa que su idea es correcta. Valientes y dispuestos al sacrificio, estas personas suelen hablar muy rápido y dejan entrever su tensión incluso en los gestos, que pueden considerarse desmesurados.

Debido a su acentuado idealismo, tienden a invertir toda su energía hacia afuera, provocando un notable gasto energético que, a la larga, puede ponerlos en aprietos y debilitarlos incluso físicamente.

Desde el punto de vista físico, pueden manifestar trastornos óseos y musculares (artrosis cervical, dolor de espalda y de hombros, calambres), problemas oculares, coronarios y cutáneos (eczemas, dermatitis, urticarias), estreñimiento, abuso de la nicotina y propensión a enfermar, sobre todo cuando disminuye la tensión.

El niño, al igual que el adulto, vive a un ritmo más sostenido de lo normal. Habla alto, golpea los pies al andar, es un devoto de lo que le gusta, puede comer con glotonería y sufrir insomnio.

La flor de verbena nos enseña a trabajar con amor, organizándonos para alcanzar nuestras aspiraciones sin imponer nuestro criterio a los demás sino, por el contrario, reconociendo de buen grado que puede haber ideas distintas a las nuestras, y que está bien que sea así.

Nos ayuda a comportarnos sin frenesí ni someter a los demás a una presión excesiva; contribuye a equilibrar nuestro ritmo, ahorrándonos un gasto energético que acaba pagándose con estrés, tensión, irritación, nerviosismo y fatiga.

Por último, la flor de verbena nos inspira para ser heraldos de nuestras ideas, capaces de implicar a los demás no porque así lo creamos, sino en virtud de un ideal que vale la pena seguir.

EN RESUMEN

La persona Vervain se las ingenia para que todos conozcan y comprendan sus ideas, aunque se irrita si no logra convencerlos.

DESDE UN PUNTO DE VISTA POSITIVO

Por otra parte, quienes están marcados por esta planta, aceptan contrastar sus ideas con las de los demás, y hallan la inspiración y la calma necesarias para llevar a buen puerto lo que desean.

32. Vine

Vitis vinifera, vid

... y mientras el sol gire,
lo tema, salude y admire...

(GASPARA STAMPA)

Principio activo: se relaciona con el principio del orden natural, de la autoridad y de la capacidad de influir positivamente en los demás.

Indicaciones: para todos aquellos que son dominantes, inflexibles, muy capacitados y seguros de sí mismos.

Síntomas: rigidez mental, insomnio, inapetencia, cólera, inflexibilidad excesiva, insociabilidad.

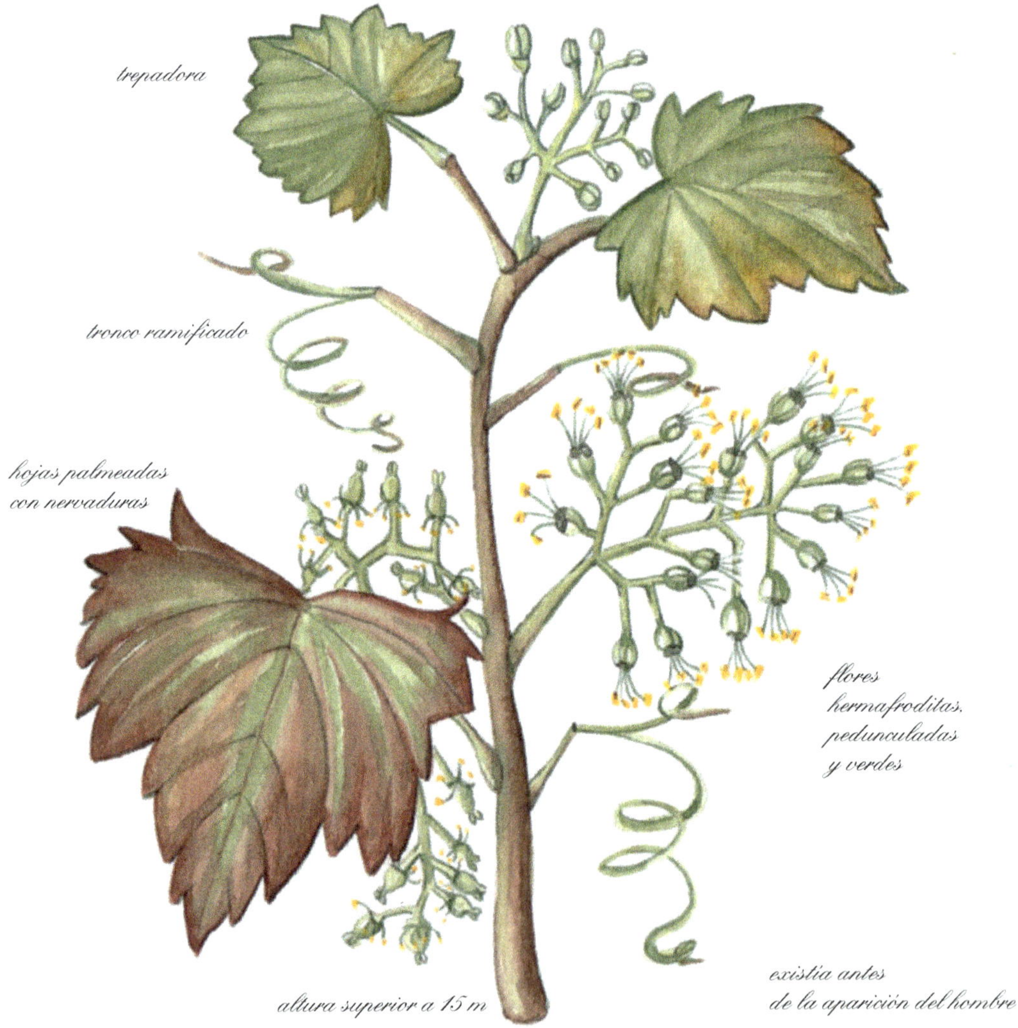

Sergio es lo que se llama un tipo duro. Ha luchado por llegar a la cumbre del éxito y, ahora que por fin lo ha logrado, nunca permitiría que nadie le quitara las riendas del mando.

Capaz, ambicioso, con un enorme sentido del deber y una gran fuerza de voluntad, jamás se rinde y, como él dice, «los resultados saltan a la vista». Una de sus frases favoritas es: «De eso ya me he ocupado yo...». Y, en cualquier caso, «yo» es su pronombre predilecto. Es más, puede llegar a ser el único. Con él no hay espacio para la discusión, para la compenetración ni para la verificación. Está convencido en todo momento de que sabe cómo se debe actuar más y mejor que los demás. Y es que, en efecto, suele ser así, y todo el mundo está dispuesto a reconocer su inteligencia, que hace de cada iniciativa un éxito. Sin embargo, no todo es perfecto: trabajar con él es realmente difícil, ya que es casi imposible hacerle cambiar de idea si no es a costa de ejercer la misma dureza y tener las mismas capacidades. No hay más horarios que los suyos, más exigencias que las suyas, agendas que no estén de acuerdo con sus compromisos. Trata a los ejecutivos como niños que deberían aprender de él y a las secretarias con impaciencia. Como es natural, es capaz de tener arranques de simpatía y hablar de todo lo que le apasiona, como el deporte o el cine. Pero, como siempre, los temas que elige son aquellos que le afectan o interesan. Ni siquiera admite que sus colaboradores sean seguidores de otro equipo que no sea el suyo. No respeta los sentimientos, las opiniones ni las exigencias ajenas.

Como es lógico, nunca cae enfermo.

Las personas que poseen este carácter están dotadas de una gran fuerza interior, ejercen su carisma natural y son capaces de dirigir con éxito grupos, empresas e incluso naciones, puesto que tienen una capacidad de liderazgo superior a la media.

El estado negativo pone al descubierto el gran egoísmo y egocentrismo de quien tiende a saltarse las opiniones ajenas, a abusar de ellos sin tapujos, a no dudar jamás de su superioridad y a tratar de afirmarse en todo momento a través de la sumisión de los demás.

Vine prefiere recurrir a la racionalidad que al corazón, sobre todo cuando debe tomar decisiones, y jamás está dispuesto a discutir, ya que parte de la premisa de que sería una pérdida de tiempo porque, sea como sea, está convencido de tener la razón.

Con frecuencia es impaciente, irritable, brusco y descortés. No está dispuesto a aceptar otra opinión que no sea la suya y, por lo tanto, ignora a todos aquellos que no están de acuerdo con él.

También en su casa manifiesta su tiranía, obligando a todos a que hagan todo lo que ha previsto sin ni siquiera consultarles.

Vive con la convicción de que todo lo que hace redunda en beneficio ajeno o de quienes le rodean, y que por ello sus decisiones no pueden ser objeto de discusión.

Centralizador, las personas Vine piensan únicamente en sus ideas y objetivos, y sólo prestan atención a los demás si necesitan su aquiescencia, como, por ejemplo, cuando quieren fichar a nuevos colaboradores o causar una muy buena impresión.

En ocasiones, son pendencieras, violentas y coléricas, más para demostrar a los demás su propia fuerza y poder que por una voluntad real de pelea. En ciertos casos, suman a su prepotencia la rigidez mental, la falta de escrúpulos aun logrando sus propósitos, así como una clara tendencia a hacerse notar.

Desde el punto de vista físico, pueden sufrir hipertensión, esclerosis, angioneurosis, jaquecas, tos, patologías biliares, disfunciones gástricas y digestivas, artritis y pulmonía.

También los niños Vine son dictadores en ciernes. Buscarán siempre una posición de mando y jugarán gustosos con aquellos niños que estén dispuestos a someterse. Tampoco es fácil su relación con los adultos, porque estos niños son muy presuntuosos al estar convencidos de que tienen derecho a todo.

Vine nos ayuda a desarrollar nuestras capacidades naturales de mando sin abusar de ellas, aumentando la eficiencia y ejerciendo la integración.

Nos enseña a delegar y a aceptar que los demás pueden llevar a cabo su tarea sin problemas, sobre todo si se les ayuda y dirige, y nos permite utilizar nuestras capacidades de mando de forma responsable y atenta. Por último, Vine nos hace conscientes del hecho de que no debemos tratar de demostrar a nadie, y menos aún a nosotros mismos, que somos buenos, fuertes y capaces en grado sumo, ya que únicamente a través de una acción responsable y serena puede obtenerse el reconocimiento de capacidades que pueden ser manifestadas, ejerciendo esa comprensión que nos permite alcanzar fuerzas renovadas.

EN RESUMEN

Esta clase de personas busca el reconocimiento de sus grandes capacidades de liderazgo, adoptando cierta actitud dominante y ejerciendo la fuerza en sus relaciones con los demás.

DESDE UN PUNTO DE VISTA POSITIVO

Ejerce su liderazgo natural dando a los demás una posibilidad de crecimiento y discrepancia, gracias a una dirección serena y responsable.

33. Walnut

Iuglans regia, nogal

... abril florecía
ante mi ventana...

(IGNACIO ZULOAGA)

Indicaciones: para todos aquellos que atraviesan un periodo de transición y de transformación, y que se sienten a disgusto por ello.

Principio activo: está relacionado con la capacidad de aceptación y con el concepto de continuación y apertura a los cambios.

Síntomas: inestabilidad emocional, nostalgia del pasado, rechazo al cambio, dificultad de adaptación, pubertad, embarazo, menopausia.

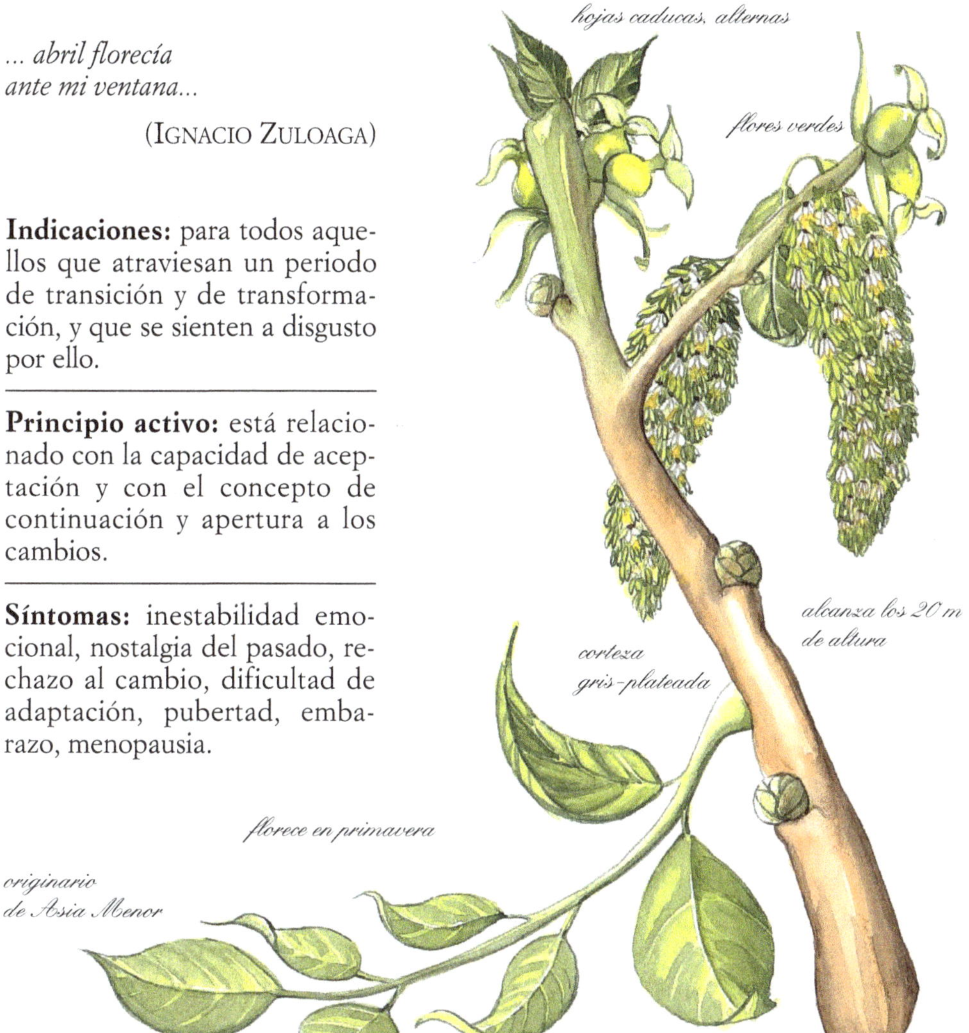

Inés fue maestra durante veinte años. Se dedicó con pasión y amor a su trabajo, que siempre le gustó mucho. Está dotada de una gran creatividad que siempre puso a disposición de la escuela, pintando decorados para las funciones de teatro o divertidos murales para el comedor, o personajes fabulosos para la guardería. Los niños que tuvo crecieron con pan y lápices de colores que Inés sabía usar con gran habilidad.

Para Inés es más fácil expresarse dibujando que con palabras. Así, si debía darle las gracias a alguien, le enviaba una bonita postal dibujada, y sus cuadros dan buena cuenta de ello en las habitaciones de muchos niños.

Hace unos seis meses, Inés recibió una propuesta de trabajo realmente interesante. Una amiga suya le había presentado un editor interesado en publicar una nueva colección de cuentos para niños y le pidió a Inés que los ilustrara, lo que está haciendo con gran alegría. Pero de una cosa se pasa a otra, de modo que el editor le ofreció un puesto fijo como ilustradora. Inés se lo pensó un poco y acabó aceptando. Empieza el mes que viene. Desde entonces, ya no duerme, no deja de preguntarse si será capaz de cambiar de vida, cómo dejará a sus alumnos y la escuela, qué dirá la gente, cómo serán sus nuevos compañeros, cuánto le llevará adaptarse. En fin, un montón de dudas, ansiedades y recuerdos, que le hacen sentir la tentación de dejarlo correr todo.

Cuando debemos afrontar un cambio en nuestra vida, es fácil que nos cueste adaptarnos. A menudo, nos dejamos influir por las opiniones de los demás, aun si el cambio fuera justamente el que siempre habíamos soñado. Incluso en ese caso, llega un momento en el que nos dejamos asaltar por las dudas.

Nos sentimos al borde de un abismo. Lo que es muy natural, porque abandonar lo conocido por lo desconocido nos provoca ansiedad.

Todos hemos pasado, o pasaremos, por cambios. Cambios de todo tipo, que aun así crean momentos de espera en el que todavía nos sentimos ligados a lo antiguo sin tener la audacia de dar el salto hacia lo nuevo. Se trata de momentos cruciales para nuestra vida, asociados a acontecimientos biológicos o bien a cambios externos. Un ejemplo: en el caso físico, la dentición, la adolescencia, el embarazo, la menopausia, la enfermedad, la vejez. Los externos: el primer día de clase o de trabajo, el matrimonio, el traslado a otra ciudad o a otro piso, la jubilación, el divorcio, un cambio de actividad... En cuanto a los espirituales, se encuentra la adhesión a una nueva ideología política o el abandono de compromisos o de convenciones que pertenecen al pasado.

En estos casos, se puede producir una especie de desconexión con nuestro yo superior; así, mientras por un lado vemos muy claro lo que tenemos que hacer y no vemos el momento de poder empezar, por otro nos sentimos llenos de dudas, nostalgias y deseos de dejarlo todo como está.

La flor del nogal nos ayuda a aceptar lo que se prepara en nosotros, nos permite seguir con firmeza nuestros propósitos y nos enseña a modificar hábitos y a reconocer en el deseo de cambio un instrumento de crecimiento. Además, nos protege de cualquier influencia externa y nos permite mantener intactas nuestras reservas.

EN RESUMEN

Las personas Walnut son muy sensibles a los cambios y les cuesta desprenderse de los viejos hábitos.

DESDE UN PUNTO DE VISTA POSITIVO

La terapia con estas flores nos ayuda a ver que cualquier cambio forma parte de nuestra transformación, y como tal hay que aceptarlo e interpretarlo.

34. Water Violet

Hottonia palustris, violeta de agua

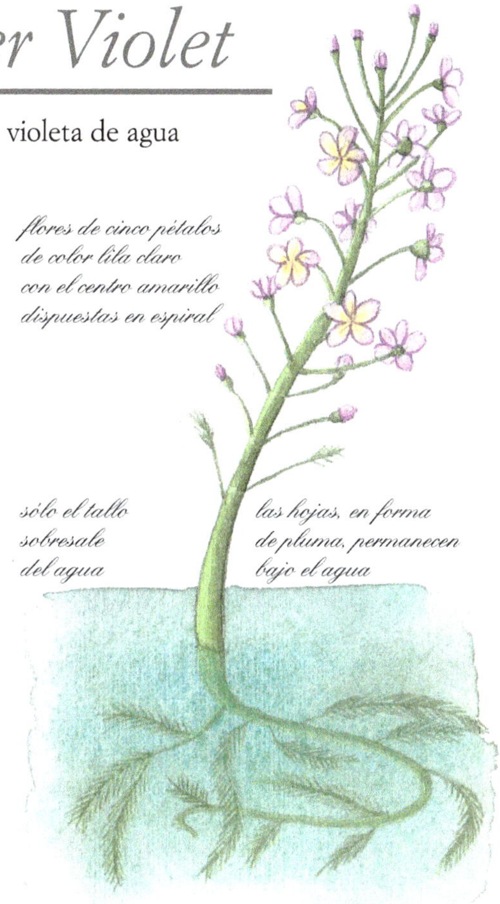

Solo y pensativo, los más desiertos campos
voy midiendo con paso tardo y lento,
y los ojos llevo, para huir, atentos
a huella humana que la arena marque.

(FRANCESCO PETRARCA)

Indicaciones: para todos aquellos que aman la soledad, la tranquilidad y la independencia, pero que son considerados orgullosos y solitarios.

Principio activo: está relacionada con la humildad, la amabilidad y la sabia serenidad.

Síntomas: tensión muscular, reumatismo, dificultad para descansar, alergias.

Marina adora estar sola y no suele dar pie a confianzas, por lo que muchos la consideran una creída. En su trabajo, realiza su tarea de forma precisa y eficaz, pero le falta un poco de entusiasmo. Saluda al entrar y al salir y poco más. No se para nunca a hablar, ni está dispuesta a intercambiar la menor opinión por miedo a que se interprete como una crítica hacia los demás o, peor, hacia la empresa. Por no hablar de ir a comer con los compañeros o verles al salir de la oficina. Y aun así es encantadora, y sus colegas masculinos que la han rondado no han tenido nada que hacer. Cuando la invitan a tomar algo a la salida, responde siempre del mismo modo: «Gracias, pero tengo que irme...».

La vida de Marina no es fácil. Procede de una buena familia que está pasando por ciertos aprietos económicos, por lo que ha empezado a trabajar de secretaria, cuando le habría gustado hacer algo muy distinto. Aun así, intenta no molestar a nadie con sus problemas. Elegante, ligeramente sofisticada, con un peinado impecable y maquillada con discreción, va por los pasillos como un cisne que, en el centro del estanque, mira cómo aletean y se divierten las ocas en la orilla; en su fuero interno no le importaría unirse a ellas, pero no sabe cómo hacerlo. Así pues, sus blancas plumas se reflejan en el agua y ella, inalcanzable, se siente cada vez más sola.

Las personas Water Violet suelen estar dotadas de un gran talento, amabilidad y calma, pero se sienten superiores a los demás y, por consiguiente, se aíslan. No aceptan injerencias en su esfera personal y no hacen confidencias a nadie. No les gusta la compañía y con frecuencia prefieren la soledad. Les gusta estar en casa y se encuentran a sus anchas entre las paredes domésticas.

Jamás transmiten a los demás sus dificultades, no revelan sus problemas a nadie y tratan de resolverlo todo por su cuenta.

Los tipos Water Violet tienen dificultades para comunicarse con los demás, y a menudo no saben cómo derribar el muro de frialdad que, a los ojos ajenos, les hace aparecer distantes, orgullosos y demasiado reservados.

Odian las discusiones y adoran mantener la compostura, hasta el punto de que jamás llorarían en público ni mucho menos se reirían de manera grosera. Hablan con tono dulce, a veces casi ahogado, en cualquier caso educado y agradable. Cuando logran comunicarse con los demás, son apreciados y buscados por la calidad de sus consejos. Se comportan siempre como si estuvieran por encima de las cosas y nada pudiera afectarles y, por lo tanto, son una fuente de tranquilidad para quienes les rodean. No obligarían a nadie a hacer algo, porque respetan demasiado la individualidad al perseguirla ellos mismos con decisión; sin embargo, si no alcanzan su objetivo, se sienten incomprendidos y se recluyen en su propio sentimiento de superioridad. Entonces, se ocultan en su concha, donde nadie tiene derecho a molestarles, y se quedan allí, aislados del mundo.

Desde el punto de vista físico, pueden presentar problemas en la espalda y en el cuello, eczemas, alergias y trastornos estomacales. También en los niños puede detectarse una actitud tímida y recatada. No les gusta salir de casa y, aunque a veces llaman a sus compañeros para hablar de los deberes, no logran entablar relaciones de igual a igual.

Water Violet nos ayuda a ser más afables y a relacionarnos mejor con los demás y crear una atmósfera de serenidad y tranquilidad. Nos permite mantener nuestra reserva sin que esta se transforme en orgullo o sentimiento de superioridad.

Nos anima a conservar nuestra independencia, equilibrio y modo de ser educado y apacible, nunca una palabra más alta que la otra.

Nos permite asir con fuerza las riendas de nuestra vida, manteniéndonos objetivos y tolerantes con nosotros mismos y con quienes nos rodean.

Nos hace actuar con humildad, sabiduría y coraje, ayudándonos a intervenir en casos de emergencia con firmeza y amabilidad y echar mano de nuestras reservas interiores, lo que nos hace aparecer seguros y convertirnos en un punto de referencia para todos.

EN RESUMEN

La persona que posee este carácter no consigue relacionarse con la gente y por ello tiende a retraerse.

DESDE UN PUNTO DE VISTA POSITIVO

Water Violet logra mantener su independencia y tranquilidad, proporcionando a los demás una ayuda serena.

35. *White Chestnut*

Aesculus hippocastanum, castaño de Indias blanco

... hay tormento más acá del alto muro...

(EUGENIO MONTALE)

Indicaciones: para todos aquellos que les ronda una idea continuamente en la cabeza y no saben cómo librarse de ella.

Principio activo: está relacionado con la tranquilidad mental y la capacidad de dirigir el propio pensamiento.

Síntomas: dolor de cabeza, insomnio, tensión, accesos de calor.

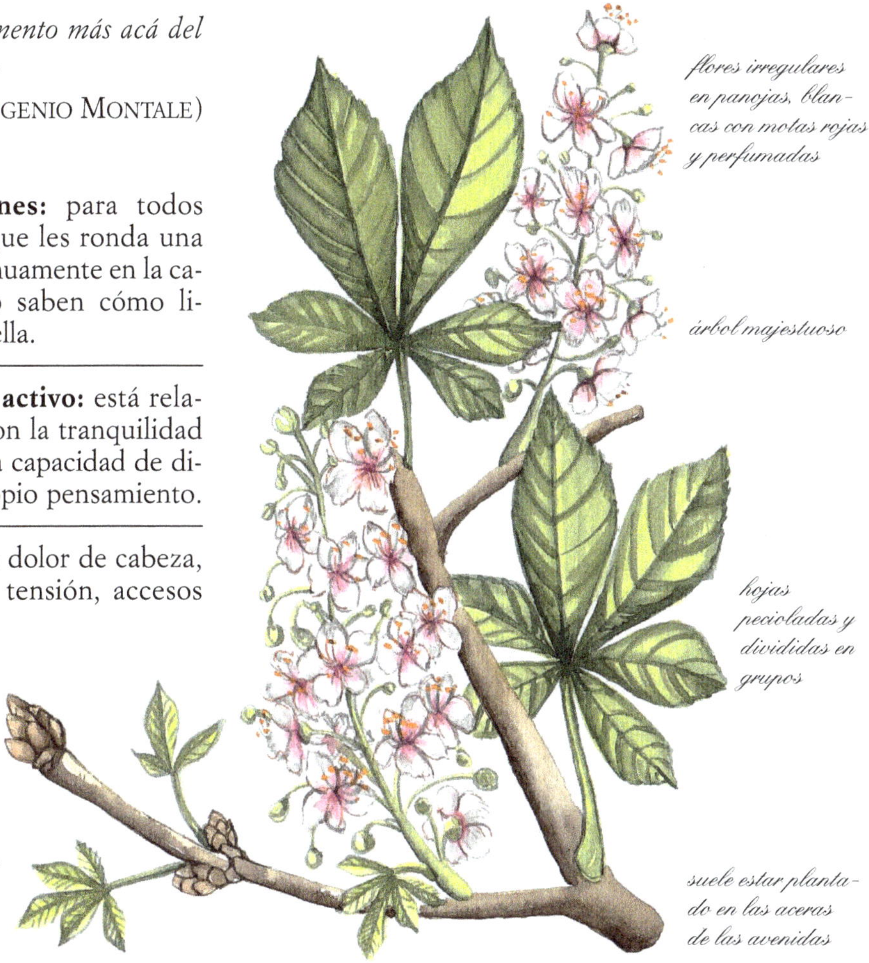

La velada había ido bastante bien. Una cena agradable. Una sobremesa relajante. Hacia las diez, les había alcanzado un grupo que había tenido que trabajar hasta tarde. Hugo debía prepararse la reunión del día siguiente, por lo que pensaba irse a la cama bastante pronto. Cuando estaba a punto de despedirse y marcharse, oyó cómo se dirigía a él con cierta familiaridad un compañero que no conocía demasiado, porque estaba en una sede de la periferia: «Hugo, no creo que tu nuevo proyecto tenga muchas posibilidades... ¡Lástima! No ha recibido la atención que merecía. ¿Lo vas a volver a presentar mañana?». Hugo farfulló algo no muy claro, saludó y se fue.

En el coche, las frases de su colega empezaron a resonarle en la cabeza. Y Hugo pensó: «No lo entiendo. Si el proyecto no está bien, ¿por qué mi jefe no me ha dicho nada? Y, además, ¿cómo ha podido saberlo ese? Me parece que quieren ponerme en un aprieto. ¡Bah! No quiero pensar en ello. Yo voy a lo mío. Mañana, ya veremos». Pero no era tan fácil. Aunque Hugo no quisiera pensar en ello, las frases de su colega se repetían sin parar, como si fueran un estribillo, en su mente. Y, cuanto más lejos las apartaba, con más fuerza le asaltaban. Como esos letreros de neón, grandes y vistosos, que se iluminan de manera intermitente y que, por mucho que se intente, no pueden ignorarse, porque ocupan todo el campo visual. Hugo se dio un buen baño caliente, con la esperanza de relajarse. No había nada que hacer. Las frases estaban ahí, punzantes. Y ahí seguían mientras trataba de dormir, de ver la televisión, de leer un libro... El pobre Hugo estaba realmente desesperado, y quién sabe lo que habría dado por librarse de aquellas frases inoportunas que le zumbaban en la cabeza y le impedían relajarse.

Este estado está asociado a una obsesión y desemboca en una congestión mental que logra que los pensamientos se mezclen de forma desordenada. Como si la mente hubiera perdido toda su eficacia y ya no lograra seleccionar lo que debía elaborar de lo que carecía de la menor importancia.

También temores y sucesos pueden provocar el mismo fenómeno y no dejarnos en paz; en este caso, pensamos en algo que podríamos haber dicho o hecho en cierta situación, como una serenata que no quiere marcharse, atrayendo continuamente nuestra atención.

En cierto sentido, es como si habláramos sin cesar con nosotros mismos, aunque en este caso se trata de un diálogo interior que toca siempre los mismos temas, impidiéndonos tanto concentrarnos en cualquier otra cosa como tomar decisiones respecto a la cuestión que nos asalta.

En ocasiones, este tipo de tensión puede hacernos rechinar los dientes, contraer las mandíbulas y endurecernos la garganta y los ojos. Además, cuesta conciliar el sueño o nos despertamos durante la noche con ese pensamiento entre ceja y ceja.

White Chestnut nos permite volver a tomar el control de nuestros pensamientos, administrándolos de una manera correcta para interrumpir el trabajo de la mente, así como recuperar el contacto con nuestro yo superior para seleccionar los impulsos y tomar decisiones con calma y tranquilidad.

White Chestnut nos enseña a trabajar de forma constructiva para resolver nuestros problemas y a expulsar lo que en ese momento nos perturba y causa agitación.

EN RESUMEN

Las personas que poseen este carácter padecen los efectos de estas obsesiones recurrentes que les impiden relajarse y les obligan a un trabajo mental excesivo.

DESDE UN PUNTO DE VISTA POSITIVO

White Chestnut nos ayuda a restablecer el contacto con nuestra fuente interior, para seleccionar los pensamientos y controlar de modo sereno nuestra mente.

36. Wild Oat

Bromus ramosus, avena silvestre

... murmurando sus caprichosas
fantasías
vagabundeaba...

(Thomas Gray)

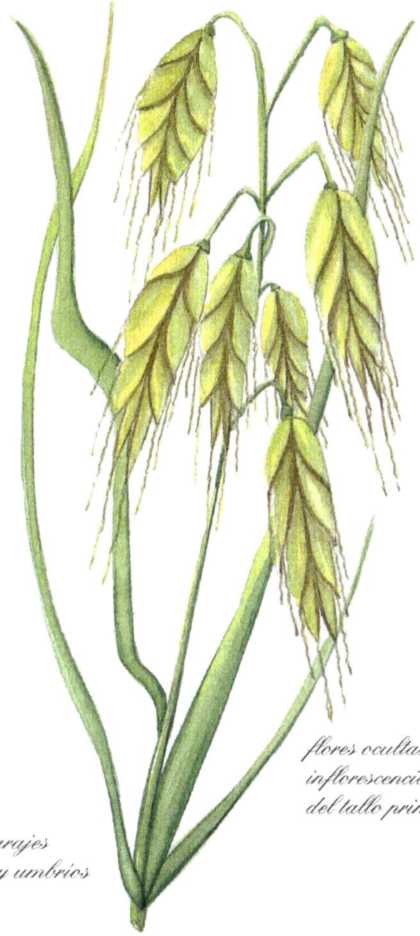

Indicaciones: para todos aquellos que querrían hacer algo importante en la vida pero no hallan su camino.

Principio activo: está relacionada con la experimentación, la perseverancia y la integración de las propias energías.

Síntomas: irritabilidad, cambios frecuentes de trabajo, inestabilidad emotiva, problemas con la comida, de índole sexual, etc.

Aldo es una persona demasiado inquieta. Podemos estar seguros de que si nos lo encontramos por la calle y nos habla con entusiasmo de su nuevo trabajo de pintor, cuando volvamos a verlo dentro de tres meses probablemente dirá que era una actividad demasiado rutinaria y que ahora es electricista.

Nadie se sorprende de sus cambios.

De hecho, ya era así de joven, cuando pasaba de la discoteca a los bailes de salón, y del cine comprometido a los dibujos animados, y así hasta hoy.

En cinco años, ha cambiado de trabajo por lo menos cuatro veces. Lo bueno es que, haga lo que haga, siempre lo hace bien. «Entonces, ¿para qué cambiar?», se preguntará el lector. Pues porque no estaba de acuerdo con el jefe, o porque le parecía que otro trabajo le ofrecía perspectivas mejores, porque las cosas no le habían ido tan bien como pensaba o, simplemente, porque ya estaba harto.

Las personas que poseen este carácter son, con toda seguridad, personas de talento, que desde su juventud han manifestado sus habilidades y hacen bien todo lo que se proponen sin mucho esfuerzo.

Suelen ser por lo general individuos vivaces, aprenden deprisa y están dotados de inteligencia creativa, lo que les hace ambiciosos y, a la vista de sus indudables capacidades, desean hacer algo importante en la vida. Sin embargo, no logran vislumbrar con seguridad cuál es su camino, así que siguen cambiando en busca de algo que les satisfaga realmente y les garantice un lugar relevante en la sociedad.

A pesar de que les gusta vivir de manera ajetreada, no están especialmente interesados por el dinero; lo que quieren obtener en la vida es más bien un reconocimiento de sus capacidades, sin seguir la corriente, sino aportando algo propio y original, fruto de su propia imaginación.

Así, se les presentan con facilidad diversas oportunidades, que sólo les atraen durante cierto periodo de tiempo y que después se revelan decepcionantes y distintas a lo que parecían en un principio. Esto ocurre porque les falta una motivación intensa y el contacto con su propia interioridad, la única que es capaz de indicarles el camino a seguir.

A la larga, este estado de cosas lleva a la infelicidad, al aburrimiento y a la tristeza, y entonces preparan nuevos proyectos que les permitan conseguir ese ideal que tanto ansían.

Y así, además de despilfarrar sus fuerzas y reservas, siguen viviendo en una situación insatisfactoria, esperando que algo cambie y mirando el mañana como la única fuente posible de plenitud.

Desde el punto de vista físico, pueden presentarse problemas con la comida (tendencia a comer demasiado o con avidez) y con el sexo, así como trastornos en la tiroides, en la piel (herpes) y en el corazón (arritmias).

Wild Oat nos ayuda a mantener la energía que necesitamos para llevar a cabo todos nuestros proyectos, estimulan-do la comprensión de nuestro potencial y permitiendo que las ideas fluyan con facilidad para tener éxito en lo que se hace y rentabilizar por fin nuestro talento, utilizándolo en la dirección correcta.

Nos permite también buscar, a través del yo superior, una respuesta que sea definitiva a nuestras inquietudes, para planificar correctamente nuestros proyectos y dedicarnos con constancia a realizarlos, dejando que otros intereses tomen un camino distinto, quizá transformándolos en aficiones o en actividades secundarias.

EN RESUMEN

Por lo general, las personas que presentan este rasgo se sienten a disgusto porque, a pesar de estar dotadas de talento, no logran hallar su camino ni su verdadero lugar en el mundo.

DESDE UN PUNTO DE VISTA POSITIVO

Wild Oat, al entrar por fin en contacto con sus reservas interiores, permite lograr la dirección deseada y hacer más tangibles esos proyectos.

37. Wild Rose

Rosa canina, agavanzo

... y con el sueño poner fin
a la angustia y otras mil penas...

(SHAKESPEARE)

Indicaciones: para todos aquellos que se resignan a lo que les ofrece la vida y no tratan de cambiar.

Principio activo: se relaciona con la abnegación y la vitalidad que procede de la profundidad interior.

Síntomas: tristeza, indiferencia, agotamiento.

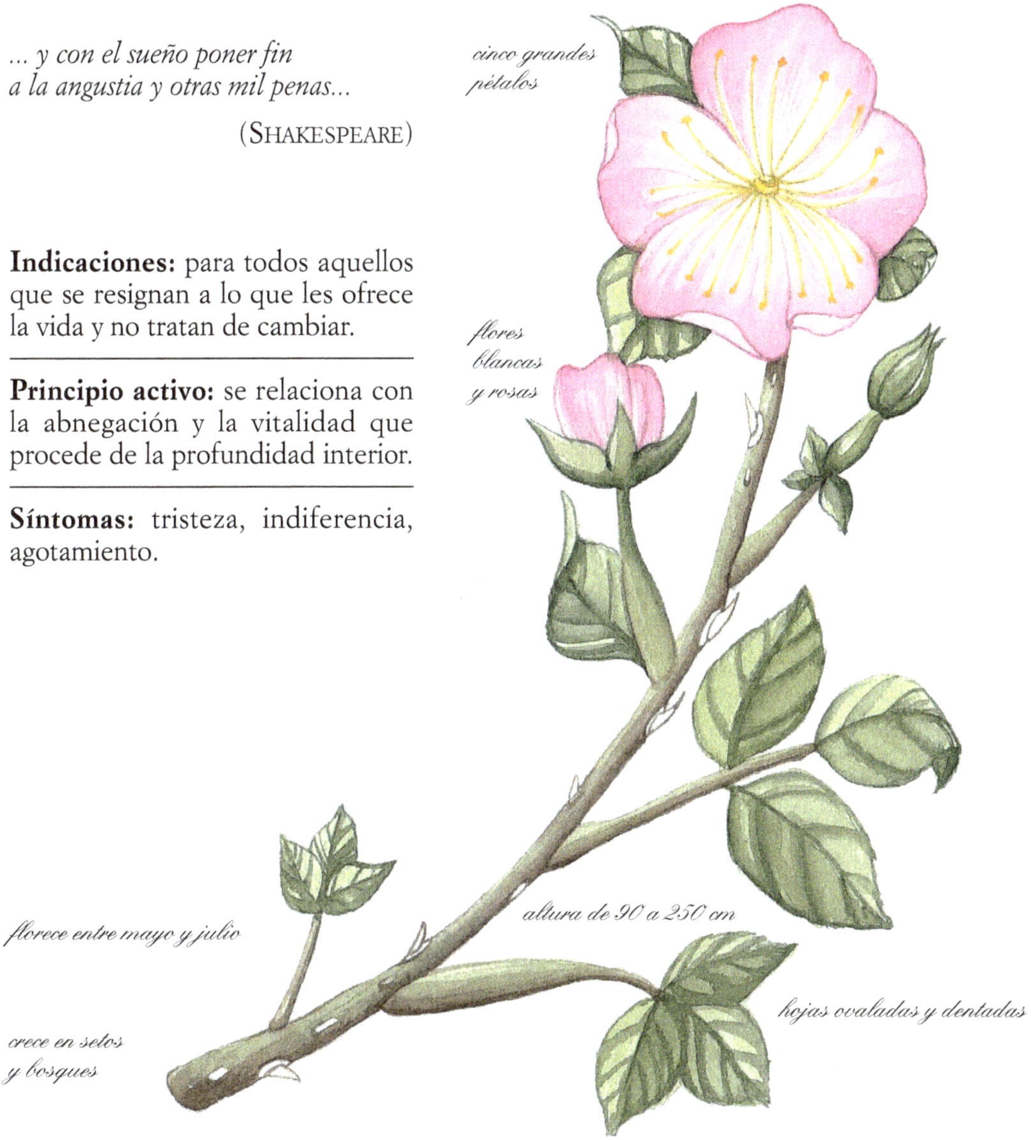

Desde hace mucho tiempo, Justina está convencida de que su matrimonio no funciona y que no es posible imaginarse dos personas peor avenidas. Su marido es tosco, a veces violento, no admite que Justina pueda tener intereses distintos a los suyos (que se reducen al fútbol) o busque su propio espacio. Justina está sola a menudo porque su marido se pasa todas las noches en el bar y el domingo se va con los amigos a ver el partido. Sin embargo, no es un mal hom-

bre ni tampoco le niega nada, sino que a ella le gustaría divertirse también de vez en cuando yendo al cine, a bailar o a cenar a un restaurante. Él no quiere que ella trabaje, aunque por el momento no tienen hijos, y pretende que esté en casa cuando vuelve por la noche, siempre a la misma hora, con la cena a punto. No es que Justina no quiera preparar la cena, o planchar sus camisas, todo lo contrario: simplemente, le gustaría romper la rutina de vez en cuando. Pero con su marido no hay nada que hacer. Al principio lo había intentado, pero al final ha acabado cayendo en la apatía. «Es un caso imposible», dice, «nunca cambiará. Debo aceptar mi situación.» Lástima que Justina tenga sólo veintisiete años y cada día se sienta más triste y desgraciada, sin interés por nada y sin ni siquiera ganas de quejarse.

En el estado Wild Rose, uno se rinde ante los obstáculos que se va encontrando. Cada vez que los acontecimientos se distancian de las expectativas que se tenían, parece que todo se venga abajo. La tendencia a la resignación es muy fuerte, aun cuando las condiciones externas no sean negativas ni desesperadas. Hay cierta propensión a «vegetar»: se pierde la alegría de vivir y cuesta encontrar una motivación interior que ayude a la persona a superar los momentos difíciles. Se acepta todo con una actitud fatalista y ni siquiera se busca la manera de cambiar aquello que no gusta.

Las personas que padecen esta situación, se sienten vacías, indiferentes y melancólicas, y permiten que los días sigan su curso, dejándose llevar para acabar por asumirlo todo sin quejarse. Se tiene incluso la sensación de que una poderosa energía negativa impide conseguir cualquier objetivo.

Desde el punto de vista físico, se puede detectar anemia, bulimia, anorexia, problemas capilares, en el corazón y en la garganta, prurito, tos y quistes.

En los niños, este estado puede manifestarse con ocasión de una enfermedad. Se cansan, están pálidos e inapetentes. A veces, pasan horas y horas frente al televisor, más por costumbre que por un interés real.

Wild Rose nos enseña que cada día es nuevo y completamente diferente, lleno de promesas y que sólo depende de nosotros recoger su fruto. Nos ayuda a vivir en el presente con serenidad y alegría aunque también con el deseo de cambiar las cosas. Nos libra del aburrimiento y nos regala libertad y flexibilidad, así como vitalidad y sentido del humor.

Nos pone en condiciones de recuperar por fin el contacto con la vida y con nuestra fuente de energía interior, para que los días discurran sin tener la sensación de que se escapan de las manos.

EN RESUMEN

La persona que padece este estado se muestra apática a lo largo del tiempo, convenciéndose cada vez más de que nada podrá cambiar su vida.

DESDE UN PUNTO DE VISTA POSITIVO

Wild Rose ayuda a recuperar la vitalidad y el interés por todo aquello que nos ayuda a vivir con mayor felicidad. Al entrar en contacto con la energía vital, la persona nota cómo le invade una súbita ola de alegría.

38. Willow

Salix vitellina, sauce amarillo

... y heme aquí ahora solo
como un perro bajo la lluvia...

(JACQUES PRÉVERT)

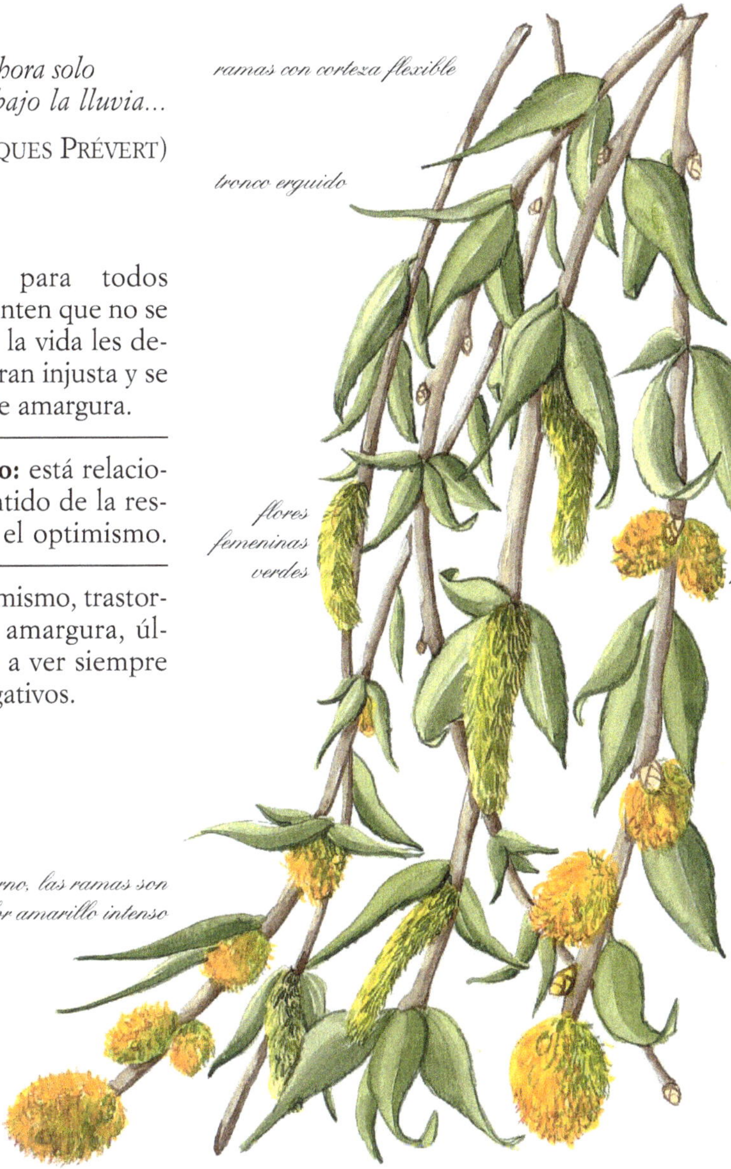

Indicaciones: para todos aquellos que sienten que no se merecen lo que la vida les depara, la consideran injusta y se sienten llenos de amargura.

Principio activo: está relacionado con el sentido de la responsabilidad y el optimismo.

Síntomas: victimismo, trastornos digestivos, amargura, úlcera, tendencia a ver siempre los aspectos negativos.

Pedro es una persona insatisfecha. Pase lo que pase, habría querido que todo fuera distinto. Así, si recibe la visita de sus nietos, empieza a quejarse porque han llegado justo en el momento en que se disponía a ver su programa favorito. Pero, si por desgracia sus nietos no vinieran a la cita de los domingos, se sentiría aún más molesto.

«Claro, es normal», diría entonces, «los jóvenes prefieren salir a divertirse y me dejan solo. Lo que no entiendo es cómo están tan alegres, con los tiempos que corren».

Cuando está sentado frente al televisor, Pedro se queja de que los programas ya no son lo que eran. Después, murmura que el sol le seca el huerto y que la lluvia le estropea las flores, arremete contra los vecinos porque dejan ladrar al perro, contra el médico porque no le ha curado como debía y le atormentan los dolores, contra los impuestos, e incluso contra el alcalde.

Así, acaba por no salir casi de casa, porque «todo el mundo es antipático y nadie me saluda nunca».

La flor de sauce mantiene una relación análoga con el estado de amargura que padecen aquellas personas que creen que la vida les ha tratado de manera injusta.

La persona marcada por este rasgo imputa siempre a los demás la responsabilidad de lo que le ocurre y no está dispuesta a admitir que podría ser en parte responsable de esa situación. Cultiva con cuidado y decisión su amargura, rencor, egoísmo, autocompasión, insatisfacción, irritabilidad y malevolencia.

No está dispuesta a aceptar su negatividad y tiende a pedir sin dar nunca nada a cambio, porque considera que se lo merece.

Es más, está convencida de que la vida le ha privado de muchas cosas y, por lo tanto, envidia la suerte, la alegría o el optimismo de los demás.

A causa de su gran amargura, incuba pensamientos venenosos y malévolos contra todos y todo, ve siempre el lado negativo de las cosas y, por consiguiente, se le aísla y se le considera como un elemento perturbador.

A menudo, carece de intereses, tuerce el gesto y todo le parece risible.

Desde el punto de vista físico, puede presentar problemas de estómago y de hígado.

El niño que posee este carácter es pesimista por definición: sabe que las cosas no le gustarán antes de probarlas (desde los juegos a la comida) y suele estar convencido de que todos le tienen manía.

Willow nos ayuda a comprender que todo aquello que nos ocurre deriva de nuestro comportamiento y que, por lo tanto, a pesar de verlo todo desde una perspectiva pesimista, existe otra mucho más positiva; nos enseña que, en la mayoría de los casos, todo depende de nosotros, y por ello debemos adoptar una actitud de apertura al relacionarnos con la vida y las personas que nos rodean y asumir nuestras responsabilidades.

EN RESUMEN

Willow no es consciente de la ley de causa y efecto y traslada al exterior la responsabilidad de todo lo que le ocurre.

DESDE UN PUNTO DE VISTA POSITIVO

Willow es consciente de que, adoptando una actitud positiva, su vida puede cambiar y está dispuesto a asumir la responsabilidad de su comportamiento respecto al mundo.

39. Rescue Remedy

Cura de urgencia

Indicaciones: se trata de un preparado que sólo debe utilizarse en casos de urgencia.

Síntomas: enfermedades, accidentes, malestar repentino, quemaduras, cortes, pequeñas lesiones.

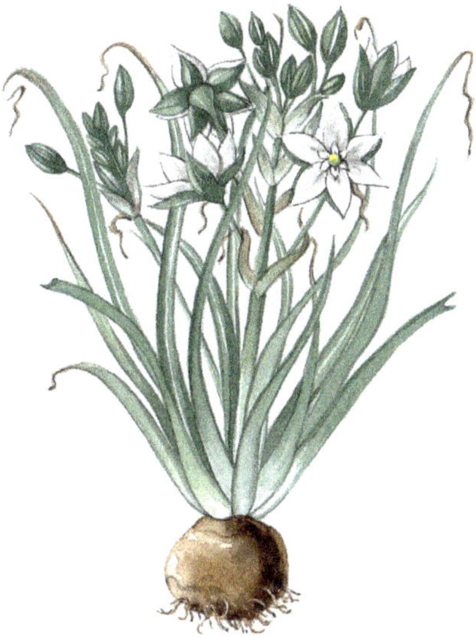

Star of Bethlehem

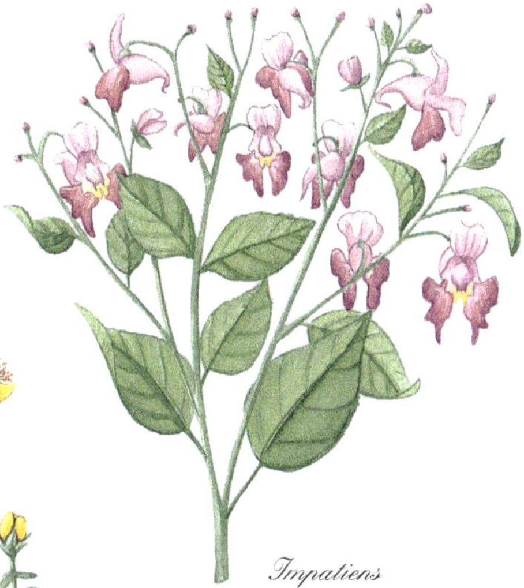

Impatiens

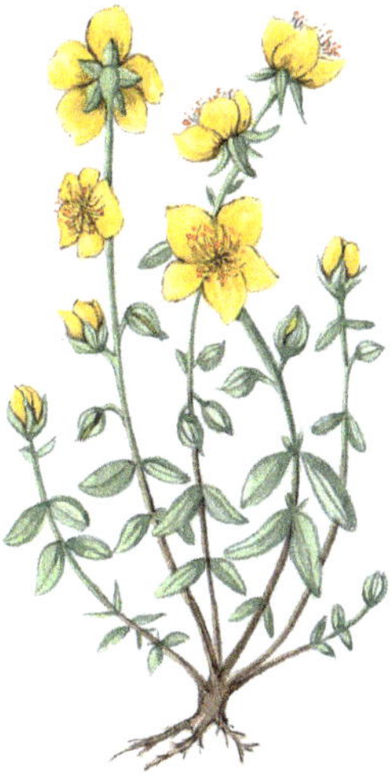

Rock Rose

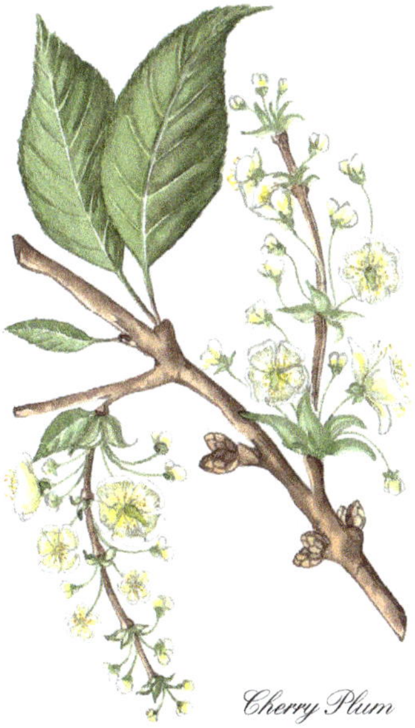

Cherry Plum

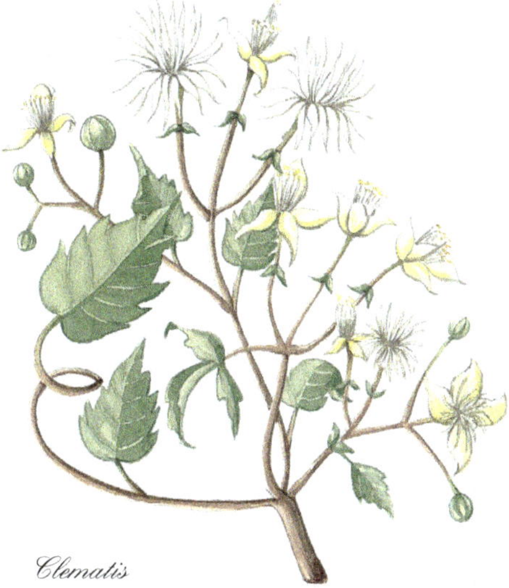

Clematis

Mientras bajaba las escaleras de su casa, Gabriela puso mal un pie y se precipitó cabeza abajo, dando con los huesos en el suelo. Se había golpeado la espalda, la cabeza y el cuello, y tenía una pierna doblada bajo el cuerpo. El dolor y el susto eran enormes y, a pesar de su estado de inevitable confusión, Gabriela era absolutamente consciente de que nadie volvería a casa en horas y que, por lo tanto, se exponía a quedarse en el suelo, esperando a que alguien la ayudase, si no lograba llegar de una manera u otra hasta el teléfono. Gabriela tenía por costumbre utilizar los escalones como repisas a pesar de las críticas. Este desorden había acabado siendo una suerte. Su bolso, en cuyo interior guardaba, entre otras cosas, una botellita de Rescue Remedy, estaba en el último escalón. Con esfuerzo, logró alcanzarla y tomar unas gotas y, tras arrastrarse durante diez minutos, fue capaz de llegar hasta el teléfono para pedir ayuda. La llevaron al hospital, la entablillaron y la enyesaron. Tardó tres meses en curarse.

Rescue Remedy es el único remedio compuesto que nos dejó el doctor Bach para casos de emergencia, gracias al cual se han salvado muchas vidas humanas.

De todas las esencias, esta es seguramente la más conocida y utilizada por personas que no suelen recurrir a las flores en su vida cotidiana.

Naturalmente, este remedio no sustituye en absoluto al médico. Sin embargo, es muy útil cuando la intervención médica no puede producirse de inmediato. Estos «primeros auxilios» ayudan a la persona a superar el *shock*, permitiendo que el organismo luche con todas sus fuerzas por recuperarse.

También es útil, siempre como remedio de emergencia, para todas aquellas situaciones que exigen calma y que sacuden nuestro sistema nervioso, creándonos malestar, confusión y miedo. En estos casos, ya se trate del temor repentino a una mala noticia, a la enfermedad de una persona querida o a un accidente, nuestro campo energético tiende a perder su papel de observador e impide que nuestro organismo tome las medidas adecuadas para activar el mecanismo de autocuración.

Este preparado permite que el campo energético se avenga rápidamente a la situación y restablezca de inmediato el proceso de curación. Está compuesto por cinco flores, mezcladas entre sí, que tienen una función interactiva e intervienen llevando su mensaje a nuestro superconsciente y devolviéndonos, así, el equilibrio indispensable para la curación. Las flores que conforman el remedio son:

- *Star of Bethlehem:* para asimilar el shock.
- *Rock Rose:* contra el terror y el pánico.
- *Impatiens:* para aliviar el estrés mental y la tensión.
- *Cherry Plum:* contra el temor a perder el control.
- *Clematis:* contra la pérdida de la conciencia.

En caso de enfermedades graves, de accidentes o malestar repentino, también es muy útil para los socorristas, ya que les mantiene tranquilos y les libera del miedo, permitiéndoles ocuparse del herido con energía.

Estas son algunas de las situaciones en las que este remedio puede ser de mucha utilidad:

— problemas familiares que provocan confusión: divorcio, dificultades económicas, luto, fracaso escolar de los hijos, malas noticias, muerte de una mascota y malestares;

— situaciones que provocan un gran susto: riesgo de accidente de coche, accidentes domésticos (quemaduras, cortes, caída de un niño), agresión por parte de un perro, etc.;
— urgencias: parto, enfermedad de un familiar, heridas graves, necesidad de socorrer a alguien.

No hay prácticamente situación en la que no pueda ser útil este preparado, incluso utilizándolo directamente, como en el caso de erupciones cutáneas, quemaduras, luxaciones, cortes y pequeñas lesiones en general.

En floriterapia, la casuística es abundante en casos de emergencia resueltos brillantemente y en breve tiempo.

De hecho, debería llevarse consigo este frasquito siempre para poder utilizarlo en caso de necesidad.

Como veremos más adelante, este preparado es muy útil también para los niños, así como para animales y plantas.

Cómo elegir la flor adecuada

... lo que os digo es sólo una indicación
y no debe considerarse como una verdad en cuanto tal.
La verdad es algo muy distinto que una indicación.
Ved en la indicación sólo el punto hacia el que señala.
Mirando en esa dirección, lo que veréis es la verdad.
No hay forma de hablar de la verdad.
En cuanto se expresa, se falsifica.
La verdad no puede ser expresada.
A pesar de ello, puede convertirse en
una experiencia individual directa.

(Osho, 1931-1990)

Una experiencia directa

Elegir la flor adecuada supone estar en condiciones de actuar sobre uno mismo y sobre los demás para ayudarles a crecer espiritualmente.

Significa asumir que, de este modo, se empieza a tomar conciencia de la propia vida para actuar y aprender a reconocer cuáles son los propios desequilibrios. Significa, por último, permitir que las flores se relacionen con nosotros, equilibrándonos y a la vez sugiriéndonos una nueva forma de afrontar la vida cotidiana y las relaciones con quienes nos rodean.

Para lograrlo, debemos primero ser capaces de trabajar con constancia sobre nosotros mismos, para aprender a reconocer nuestros estados de ánimo, incluso el más profundo, y por consiguiente activar el proceso de curación.

Un proceso que, en apariencia, debemos emprender solos, pero que, realmente, nos permite sentirnos parte del mundo, iguales a todas las demás criaturas y, sobre todo, conscientes del hecho de que nuestros errores son parecidos a los de tantos otros y que a través del reconocimiento de los propios desequilibrios, se accede a la comprensión universal.

De este modo, un acto de amor hacia nosotros mismos se transforma en un acto de amor y de comprensión respecto a los demás. Hay que acabar, en suma, con el hábito de comparar y confrontar todo con nosotros mismos y adoptar una nueva actitud. Debemos afrontar los retos que nos depara el destino con decisión, conscientes de que hemos de llevar a cabo una misión concreta en esta vida. De hecho, esos obstáculos nos permiten adquirir un conocimiento más profundo sobre la realidad. Superarlos significa haber completado un notable paso adelante en la dirección de la comprensión universal y de la búsqueda de nuestro lugar en el mundo. En nuestro interior hay un centro, una llama, que no se apagará nunca y que llevará en el tiempo su mensaje valioso, único y reconocible. Cada persona forma parte del todo.

Una premisa de este tipo nos lleva a considerar que la elección de la flor adecuada está estrechamente relacionada con nuestra habilidad para actuar como mediadores entre las propiedades de la flor y nuestra propia capacidad de comprensión, que debe carecer de proyecciones y prejuicios o, peor aún, de recelos y que, al mismo tiempo debe estar dirigida por un cierto conocimiento tanto de las flores como de las distintas sintomatologías.

Sin embargo, más de un lector se estará preguntando cómo emplear las flores y en qué circunstancias.

Una buena manera de empezar es experimentar con ellas probando las flores que consideramos más idóneas y observando las sensaciones y cambios que se derivan de la asunción de uno o más remedios, ya que es más fácil identificar emociones como la ansiedad, el miedo o la impaciencia que enfrentarnos a la envidia, la arrogancia, los celos y aceptar el hecho de que no somos invulnerables.

De este modo, y a medida que nos adentremos en el tema de las flores y aceptemos sus resultados positivos, se producirá un gran cambio que será el punto de partida que nos permitirá abordar una relación más abierta y sincera con los demás. Debemos procurar mantener el corazón y la mente libres de condicionamientos, ya que sólo entonces podremos atrevernos tímidamente a intervenir en los problemas de nuestros amigos y familiares, evitando siempre forzar la cura acentuando la terapia. De hecho, no hay que olvidar que no somos curanderos y que, por muy buenos resultados que obtengamos, nuestra función no va más allá de la mera transmisión de las propiedades de la flor al paciente, que es realmente quien lleva a cabo el proceso de curación y adquiere conciencia, por fin, de sus propios desequilibrios para continuar su camino. Y, cuanto más extraordinarios y sorprendentes sean los resultados, más tendremos que esforzarnos en mantener esta conciencia: ¡la curación no es mérito nuestro, sino un privilegio de quien se ha curado!

Así como la enfermedad es un signo que nos envía la vida para avisarnos de que debemos considerar el camino que estamos tomando, también nosotros somos capaces de cambiar nuestra existencia y alcanzar la curación completa, que es, por otra parte, mérito exclusivo de quien se ha curado.

Veamos cuáles son los sistemas más usados para identificar la flor más adecuada o para la correcta mezcla de los remedios.

CÓMO ESCOGER LAS FLORES

Contamos con dos posibles métodos: el método racional y el método intuitivo.

EL MÉTODO RACIONAL

Este sistema consiste en efectuar un análisis de los trastornos físicos y emotivos del paciente.

Existen diversos métodos para llevarlo a cabo.

EL CUESTIONARIO

Se trata de un sistema muy práctico que consiste en preparar una lista de los remedios posibles y un pequeño cuestionario que tome en consideración una serie de trastornos (puede sernos muy útil el repertorio de la página 195) en el que se marcarán con una cruz todos aquellos que no se correspondan con la manera normal de sentir y percibir de la persona en cuestión.

Una vez acabado el test, y partiendo de la lista de remedios, pondremos al lado de cada flor tantas cruces como veces aparece en el repertorio junto a los trastornos señalados. La suma final nos permitirá identificar las flores implicadas en mayor número.

En ese momento tan sólo quedará decidir cuál es la terapia más eficaz y correcta.

El coloquio

Otro sistema consiste en una simple charla, durante la cual, a través de las respuestas que nos proporcionará la persona, podremos reconocer el problema principal y, por consiguiente, la flor o las flores más adecuadas.

El análisis

Por el contrario, por lo que respecta a la elección efectuada personalmente, lo mejor es, además del cuestionario, leer con atención, con el corazón abierto y dispuesto a la búsqueda, cada una de las fichas en las que se describen las flores que aparecen en este libro, para identificar a qué tipología pertenecemos y, en consecuencia, proceder a un examen más profundo de nosotros mismos.

En cualquier caso, recordemos que no hay flores correctas y flores equivocadas, sino sólo flores más o menos adecuadas. En el caso de que el diagnóstico fuera incorrecto no sufriremos daño alguno. Simplemente, nuestro superconsciente identificará esa flor como innecesaria. Sea como fuere, no hay que temer que una flor inadecuada pueda provocarnos un desequilibrio que no sufríamos antes. No es así como funcionan la energía y la vibración de las flores. En realidad, se trata de una energía que trabaja únicamente de manera positiva y que, por definición, no puede aumentar el desequilibrio.

El método intuitivo

Los métodos intuitivos son múltiples, desde la elección casual de la botellita hasta el uso del péndulo.

Estos métodos tienen la ventaja indudable de desconectar la mente de cualquier análisis, prejuicio o cualquier otra prevención.

Con estos métodos, confiamos en la energía para acometer la indagación, dejándole que realice un trabajo que, en caso de hacerla nosotros, seguramente sería más imperfecta.

En este libro, de todos modos, se ha preferido el método basado en las cartas (a las que se dedica la tercera parte) porque creemos que es uno de los más sencillos e inmediatos para desarrollar la intuición. Naturalmente, el lector puede elegir el método que le resulte más grato o considere más adecuado.

Al final de este apartado, querríamos dedicar unas líneas al ambiente en el que debe procederse a esta indagación.

Obviamente, no es preciso guardar las flores en una habitación especial; de todos modos, no estaría de más que se desarrollara en un lugar confortable y apartado, más aún si decidimos adoptar el sistema intuitivo. Evitaremos cualquier tipo de distracción: una mesa llena de objetos inútiles, trasiego de gente, teléfonos que suenan, etc.

Si es posible, pondremos un poco de música suave y relajante, y comenzaremos a trabajar.

Cuando hayamos decidido dedicarnos a nosotros mismos, nos habremos obsequiado con una oportunidad que puede llevarnos muy lejos.

La aceptaremos con alegría y con el corazón confiado, y de esta manera nuestra propia vida podrá cambiar realmente, de una manera inequívoca. Y es que, mientras no lo hayamos probado, no podremos imaginarnos hasta qué punto es apasionante y revelador este momento de la terapia.

TERCERA PARTE

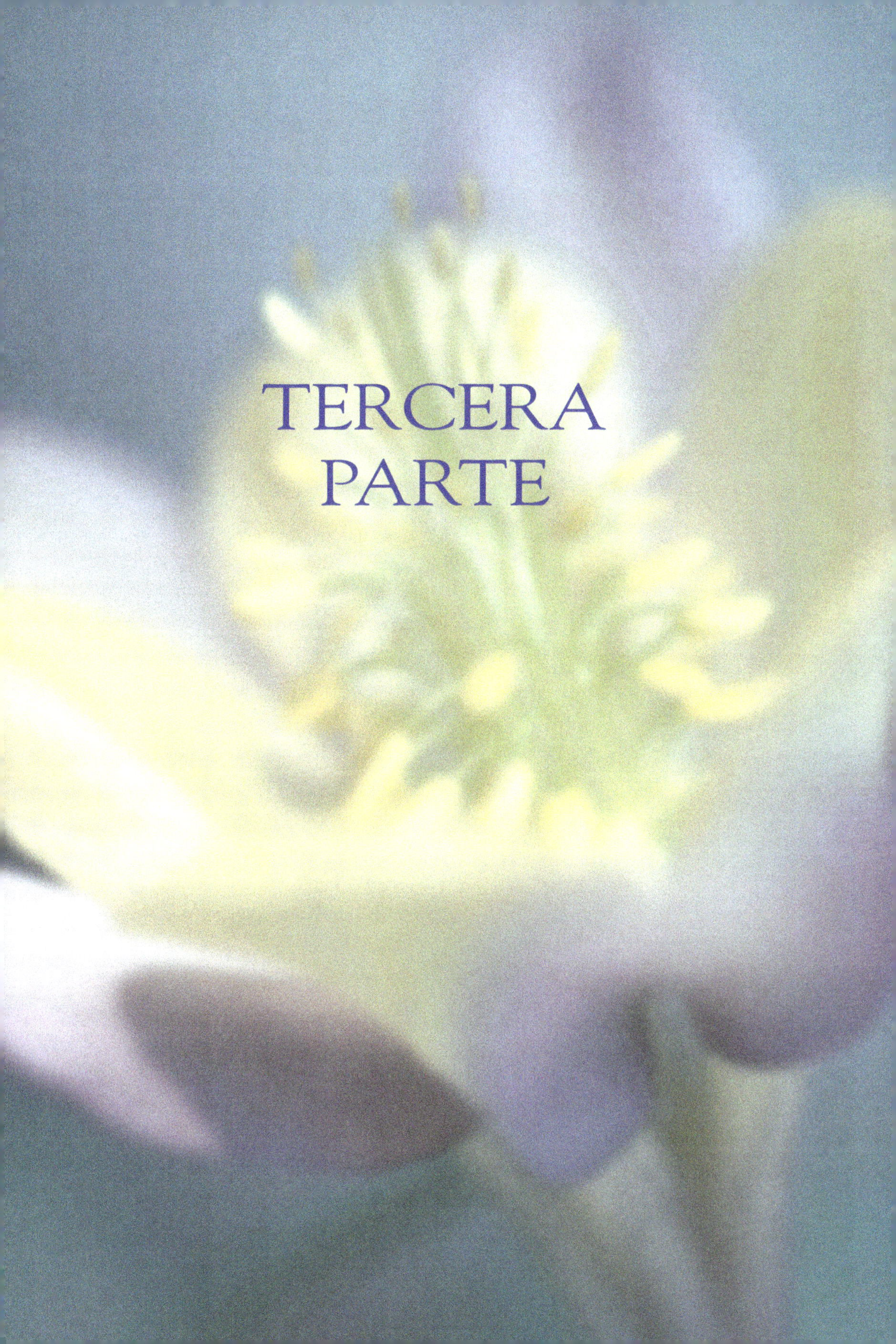

Las cartas

Un apoyo activo para una elección guiada por la percepción interior

Las cartas siempre han sido un instrumento para escrutar nuestro interior: mucho antes de que se convirtieran en un instrumento para conocer el futuro, ya se asociaban de modo simbólico con el recorrido espiritual del hombre.

Las cartas más antiguas se remontan a la civilización egipcia. En aquellos tiempos representaban la verdad revelada. Se trataba de signos mágicos proporcionados directamente por los dioses a los faraones para darles las claves de interpretación esotérica adecuadas para construir el camino de cada persona. Sin embargo, a pesar de este origen misterioso, hoy en día todo el mundo sabe cómo emplearlas. No existe cultura en el mundo que no utilice formas de adivinación parecidas a la de las cartas, ya se trate de piedras, hojas o cristales.

Por lo tanto, al pensar en un apoyo para la elección de las flores que fuera de fácil utilización pero que, al mismo tiempo, pudiera mover profundamente lo que está sepultado en nosotros, olvidado a menudo o, peor, negado, ha sido natural considerar las cartas el mejor instrumento.

El contenido de las cartas

Las cartas que presentamos a continuación no son una novedad en el ámbito de la floriterapia. Existen en el mercado diversos modelos que representan cada una de las flores y sus casos y modos de empleo.

Lo que hemos pretendido al presentarlas es sugerir con las cartas el estado de ánimo en el que se cae cuando se acentúa el desequilibrio, para poder así identificarlo con seguridad a través de la emoción que se deriva del hecho de verlo representado.

Sin embargo, no se trata en absoluto de cartas negativas, sino más bien de cartas que llevan en sí mismas la semilla del bienestar recuperado y que nos permiten percibir el lugar en el que nos encontramos y cuáles son los obstáculos que estamos hallando a lo largo de nuestro camino espiritual.

Cartas, en definitiva, que se adecuan a la visión holística que tenía el doctor Bach:

No hay curación que no venga acompañada por un cambio de comportamiento mental, por la tranquilidad y por la felicidad interior.

GUÍA PRÁCTICA PARA EL USO DE LAS CARTAS

LA PREPARACIÓN

Elegiremos un lugar tranquilo donde se esté a gusto. Puede ponerse una música muy suave de fondo o extender sobre la mesa donde se llevará a cabo la consulta una pequeña tela de colores suaves: todo ello depende de la situación en la que nos encontremos y de nuestros hábitos. Sin embargo, no hay que olvidar que es importante crearse un entorno agradable y apacible.

Tras ponernos cómodos, empezaremos a respirar con tranquilidad y dejaremos que los pensamientos abandonen nuestra mente. Cuando estemos listos, empezaremos a barajar las cartas; en el momento en que esta operación empiece a cansarnos formularemos en voz alta o mentalmente nuestra pregunta, que puede ser «¿cómo es mi situación actual?», «¿cuál es la flor más adecuada para mi caso?», o cualquier otra similar que esté relacionada con el tema que va a afrontarse. Lo importante es sentirse de acuerdo con las flores y dispuestos a recibir el mensaje.

Hay que recordar que, tras barajar, siempre debemos cortar el mazo con la mano izquierda y no cruzar las piernas.

Examinaremos el veredicto y trataremos de comprender cuál es el mensaje que nos envían las cartas. Para ayudarnos, podemos consultar las fichas relativas y releer también la parte descriptiva de los remedios. Veamos ahora qué sistemas podemos utilizar.

EL SISTEMA NUMÉRICO

Es un buen sistema si nos interesa una única flor o si queremos controlar un estado de ánimo o un malestar pasajeros.

Dividiremos el mazo en dos, y pensaremos un número. Aceptaremos el primero que se nos ocurra y no permitiremos que la mente se entrometa. Eliminaremos el número de cartas correspondiente al número pensado. La carta siguiente es la que está relacionada con nuestro estado de ánimo actual.

LA CRUZ

Se trata de un buen sistema que puede utilizarse cuando se desea investigar una situación un poco más compleja.

Dividiremos el mazo en dos y colocaremos las dos partes una encima de la otra, dejando debajo el montón de la derecha.

Cogeremos la primera carta y la pondremos en el centro; después, extraeremos otras cuatro, una detrás de otra, que pondremos en cruz, tal como se indica en la página siguiente.

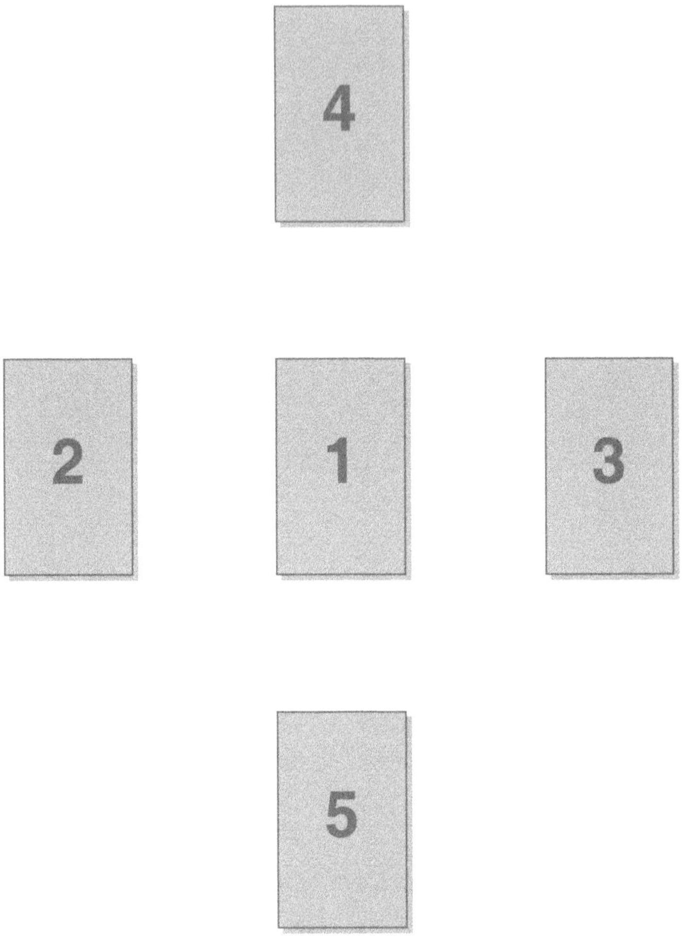

Carta n.º 1: representa la situación inicial o las características del consultante.

Carta n.º 2: representa un problema pasado que podría haber desencadenado la situación actual.

Carta n.º 3: representa el problema actual aunque momentáneo, o bien el estado de ánimo pasajero.

Carta n.º 4: representa lo que ha influido en la situación global.

Carta n.º 5: representa el resultado, en términos emocionales, de lo que nos ha ocurrido.

Después de haber visto y comprendido el mensaje que nos envían las flores, podemos decidir la combinación que puede utilizarse.

Sin embargo, no debemos recurrir necesariamente a los cinco.

Las cartas sólo están para sugerirnos una situación y nos corresponde a nosotros reconocer aquello que es necesario en aquel preciso momento y escoger el remedio más adecuado.

Si desea una posterior aclaración, puede elegirse una carta más, después de haber cortado de nuevo el mazo, que podrá representar la síntesis de la situación examinada.

La estrella de David

Como el anterior, este sistema nos permite investigar de una manera más profunda nuestra situación, sobre todo si también estamos dispuestos a valorar nuestra relación con los demás. A continuación, pondremos las cartas boca abajo como en el esquema en estrella que aparece en la figura inferior.

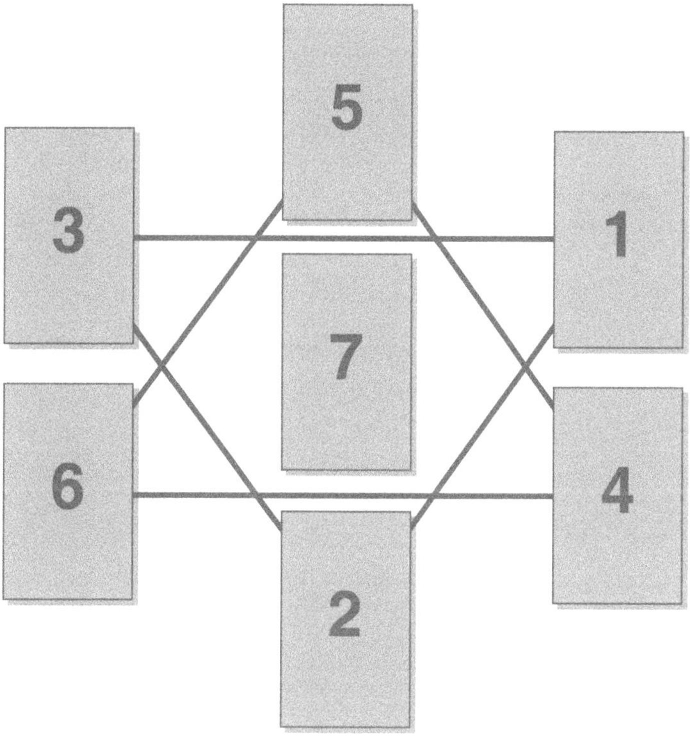

Por último, giraremos una carta cada vez.

Carta n.º 1: representa la situación de partida o las características básicas del consultante.

Carta n.º 2: representa un problema pasado que podría haber desencadenado la situación actual.

Carta n.º 3: representa el problema actual aunque momentáneo, o el estado de ánimo pasajero.

Carta n.º 4: representa lo que ha influido en la situación global.

Carta n.º 5: representa el carácter de una persona cercana que nos está influyendo.

Carta n.º 6: representa nuestra actitud emotiva respecto a la persona implicada en la carta n.º 5.

Carta n.º 7: representa el resultado, en términos emocionales, de lo que nos ha ocurrido.

También en este caso, nos toca a nosotros decidir cuáles son las flores más adecuadas que convienen para resolver la situación.

La rueda

Este sistema nos permite formular preguntas sucesivas y obtener una serie de respuestas que pueden proporcionarnos un panorama global más ajustado de la situación.

Barajaremos las cartas y cortaremos el mazo.

Lo dejaremos sobre la mesa y lo haremos girar con la mano izquierda en sentido horario, distribuyendo las cartas en semicírculo.

Con cada pregunta formulada, extraeremos una carta y la pondremos de cara a nosotros.

Examinaremos la situación, primero globalmente y después en detalle.

Barajaremos nuevamente las cartas, cortaremos el mazo y extraeremos la carta final, que representará la síntesis de la situación.

Estos son sólo algunos de los sistemas sugeridos, aunque, en cualquier caso, el mejor siempre será aquel que creamos más eficaz.

Con la experiencia, podremos conocer nuestra forma de disponer las cartas y probar métodos alternativos. Dependerá sólo de nosotros, de nuestra sensibilidad y de nuestra creatividad.

Las cartas y los remedios

En las páginas siguientes, podremos hallar todos aquellos datos que pueden ser útiles para el uso de las cartas, extrayendo toda una serie de informaciones sintéticas pero indispensables para establecer contacto con el mensaje expresado.

Cada flor aparece con su nombre inglés (que es el que se usa normalmente) y su correspondiente español. El número que lo precede es, evidentemente, el mismo que hemos encontrado en las fichas descriptivas y que aparece indicado en la carta.

Se especifica, a continuación, el estado negativo con una breve frase que resume el estado de ánimo dominante y una lista de aquellos síntomas emocionales más conocidos.

Esta lista nos servirá para afrontar lo que representa la flor. Naturalmente, el reconocimiento se basa en cierto síntoma, no necesariamente en todos. Además, debemos tener presente que las emociones por separado se presentan con numerosos matices y que cada uno de nosotros es distinto a los demás; por lo tanto, hay que considerar que estas fichas son una base sobre la que poder trabajar y no una verdad absoluta. Lo que cuenta realmente es nuestra percepción y la sensación personal de haber dado con la flor adecuada.

Inmediatamente después, se refieren las características positivas de la flor que devuelven el equilibrio al paciente. Al igual que en el apartado anterior, comienza con una breve frase y continúa con una lista de las diversas emociones asociadas con el resultado que se puede obtener de ella.

Una breve descripción de la carta, seguida por las frases positivas asociadas con la asunción de la flor, completan el comentario.

Las frases positivas han sido concebidas para aumentar el efecto del remedio, a través de una convicción intensa de que ayudará a cambiar nuestra actitud frente a los problemas que afrontamos.

Podemos pronunciarlas tanto mentalmente como en voz alta mientras tomamos las flores o bien escribirlas en un papel que llevaremos encima o que colocaremos bajo un cristal o una pequeña pirámide (también de cristal) para que su efecto sea mayor. Tampoco en este caso existe ningún impedimento para que cada cual extraiga las condiciones que más le convengan.

Elegiremos la frase positiva en función de la flor con la que deseamos trabajar. Si, en cambio, preferimos una combinación de remedios, es aconsejable utilizar un máximo de dos frases.

En cualquier caso, optaremos por la que esté más de acuerdo con nuestra forma de ser y que, por lo tanto, pueda ayudarnos en mayor medida.

Las cartas se han dividido en función del color, que a su vez se identifica en grupos emocionales repartidos del siguiente modo:

1. ROJO

Para quienes tienen miedo

- Aspen
- Cherry Plum
- Mimulus
- Red Chestnut
- Rock Rose

2. AMARILLO

Para quienes sufren de incertidumbre

- Cerato
- Gentian
- Gorse
- Hornbeam
- Scleranthus
- Wild Oat

3. ROSA

Para quienes no se interesan por el presente

- Chestnut Bud
- Clematis
- Honeysuckle
- Mustard
- Olive
- Wild Rose
- White Chestnut

4. AZUL

Para quienes sufren de soledad

- Heather
- Impatiens
- Water Violet

5. VIOLETA

Para quienes son demasiado influenciables

- Agrimony
- Centaury
- Holly
- Walnut

6. NARANJA

Para quienes padecen desánimo y desesperación

- Crab Apple
- Elm
- Larch
- Oak
- Pine
- Star of Bethlehem
- Sweet Chestnut
- Willow

7. VERDE

Para quienes se preocupan en exceso por el bienestar ajeno

- Beech
- Chicory
- Rock Water
- Vervain
- Vine

1. *Agrimony*

(agrimonia)

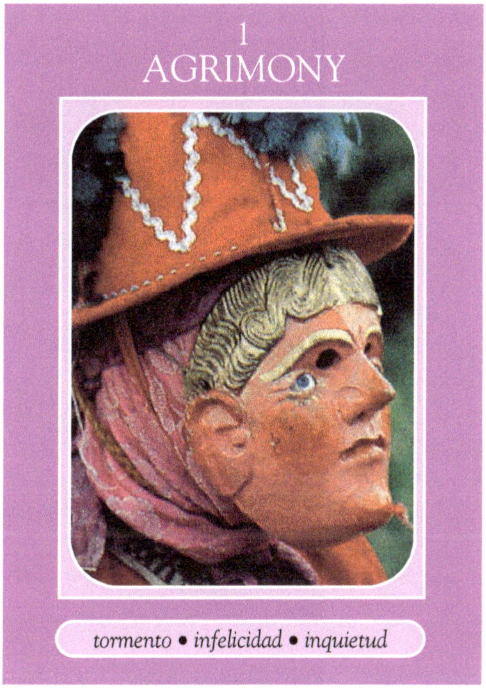

Pertenece al grupo 5:
hipersensibilidad

Color de fondo:
violeta

FRASE POSITIVA

•

acepto las circunstancias
y las adversidades

•

doy la importancia adecuada
a mis problemas

•

soy capaz de expresar
mis auténticos sentimientos

DESCRIPCIÓN DE LA CARTA:

la carta nos advierte que ha llegado la hora de ser realmente uno mismo y nos recuerda que no es necesario ponerse una máscara para ser aceptados y ganarnos la estima de los demás

ESTADO NEGATIVO:

para quien oculta su propio tormento

— falta de autoestima
— miedo al juicio ajeno
— alegría y risa forzadas
— ansiedad y miedo (a la pobreza, a la soledad, al futuro)
— deformación de la realidad
— excesiva bonhomía
— deseo exagerado de compañía
— miedo a las discusiones
— intranquilidad y preocupaciones ocultas
— dolor secreto
— hiperactividad social, exceso de disponibilidad
— toxicomanía, alcoholismo
— tendencia al suicidio

ESTADO EQUILIBRADO:

sensación de transformación gozosa y disponibilidad al encuentro

— alegría, buen humor, tranquilidad
— tendencia a desdramatizar los problemas
— capacidad de adaptación a los acontecimientos
— fuerza interior
— dotes diplomáticas
— sensación de equilibrio y de paz

2. Aspen

(chopo)

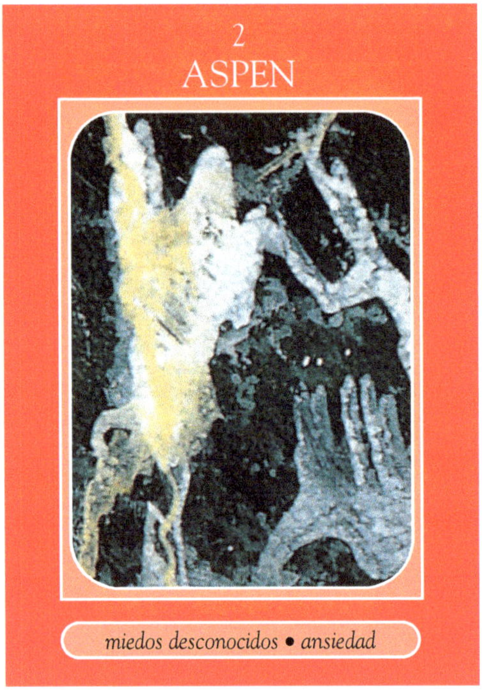

Pertenece al grupo 1:
miedo

Color de fondo:
rojo

FRASE POSITIVA

•

el amor divino me protege

•

en mi ángel confío

DESCRIPCIÓN DE LA CARTA:

la carta nos recuerda que a menudo las cosas no son lo que parecen, sino que pueden ser producto de nuestra ansiedad y de nuestras proyecciones inconscientes

ESTADO NEGATIVO:

para quien le asaltan miedos vagos

— sensación infundada de miedo
— ansiedad
— miedo a la muerte y a lo desconocido
— miedos religiosos
— fantasías negativas, presentimientos inquietantes
— miedo a fuerzas invisibles o invasoras
— atracción por lo oculto
— angustia repentina
— sensibilidad excesiva

ESTADO EQUILIBRADO:

superación de los miedos inconscientes y acceso a la sensibilidad interior

— posibilidad de explorar con éxito mundos paralelos
— capacidad de comprensión
— valentía en la oscuridad
— tranquilidad

3. Beech

(haya)

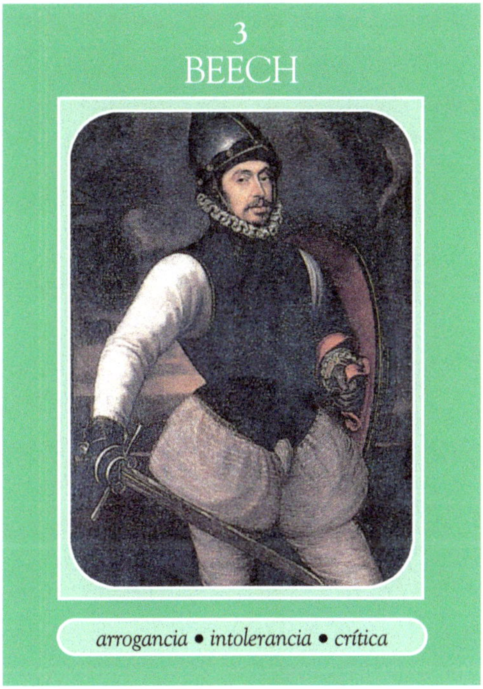

Pertenece al grupo 7: **preocupación excesiva**
Color de fondo: **verde**
FRASE POSITIVA • acepto tanto mis límites como los de los demás • ejerzo la tolerancia y la comprensión

Descripción de la carta:

la carta nos indica que oponerse a los demás buscando un enfrentamiento basado en la crítica, el juicio y la intransigencia es producto de una falta de aceptación de nuestros propios límites

Estado negativo:

para quien es intolerante y ve sólo el lado negativo de las cosas

— juicio excesivo, crítica
— búsqueda de los errores ajenos, severidad exagerada
— irritabilidad, meticulosidad
— arrogancia, altanería
— fastidio ante la ignorancia ajena
— sensación de superioridad

Estado equilibrado:

acceso a la comprensión y también a la tolerancia

— juicio inteligente y comprensivo
— tolerancia, indulgencia
— observación serena de los hechos de la vida

4. Centaury

(centaura)

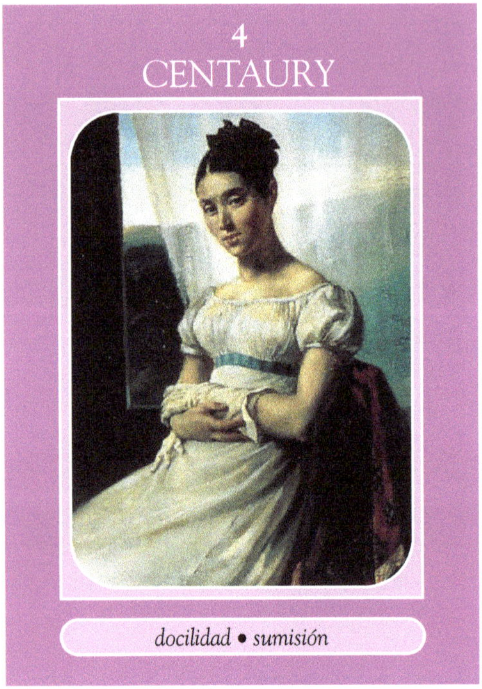

Pertenece al grupo 5:
hipersensibilidad

Color de fondo:
violeta

FRASE POSITIVA

soy yo mismo incluso cuando estoy en grupo

mejoro mi capacidad de discernimiento

soy responsable de mí mismo

DESCRIPCIÓN DE LA CARTA:

la carta nos anima a afrontar nuestra vida, a ser más decididos al expresar nuestros deseos y a aumentar la autoestima, venciendo nuestra excesiva docilidad

ESTADO NEGATIVO:

para quien no sabe decir que no

— apego a las convenciones
— docilidad, sumisión y servilismo
— voluntad débil y pasividad
— inadecuación
— sensación de estar dominado
— facilidad para dejarse convencer
— sentimiento de piedad mal entendido
— autodegradación
— mimetismo excesivo de gestos e ideas ajenas
— palidez, cansancio y agotamiento
— capacidades de médium mal empleadas

ESTADO EQUILIBRADO:

posibilidad de colaboración equilibrada

— conservar el propio espacio
— autoestima
— dotes de médium
— ser uno mismo al relacionarse con los demás

5. Cerato

(plumbago)

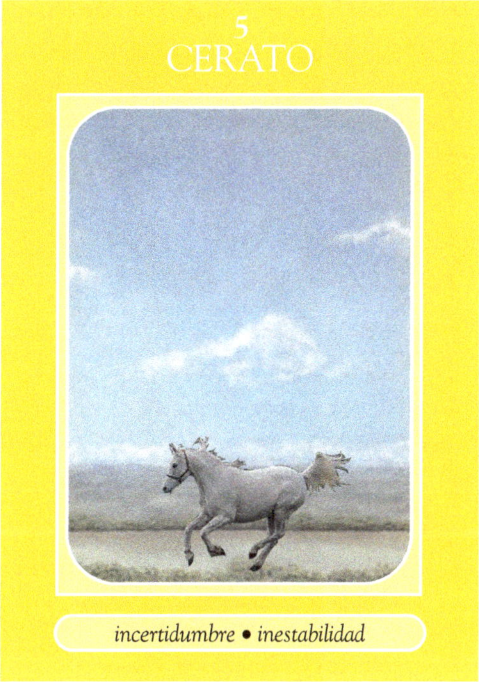

Pertenece al grupo 2:
incertidumbre

Color de fondo:
amarillo

FRASE POSITIVA

•

confío en mi guía interior

•

me abandono a la inspiración

Descripción de la carta:

la carta nos enseña a apelar a nuestros recursos interiores para acceder a niveles personales de inspiración e intuición, sintiéndonos libres de cualquier constricción

Estado negativo:

para quien no confía en sus propias sensaciones

— desconfianza ante la propia voz interior
— incertidumbre, inconstancia e inestabilidad
— búsqueda continua de juicios y consejos ajenos
— apego a las convenciones
— deseo inmoderado de información
— debilidad en las convicciones y credulidad
— desquiciamiento
— imitación de los comportamientos ajenos

Estado equilibrado:

la percepción interior y la intuición se coordinan perfectamente

— interacción entre el pensamiento abstracto y el concreto
— intuición, inspiración
— innovación práctica

6. Cherry Plum

(cerezo)

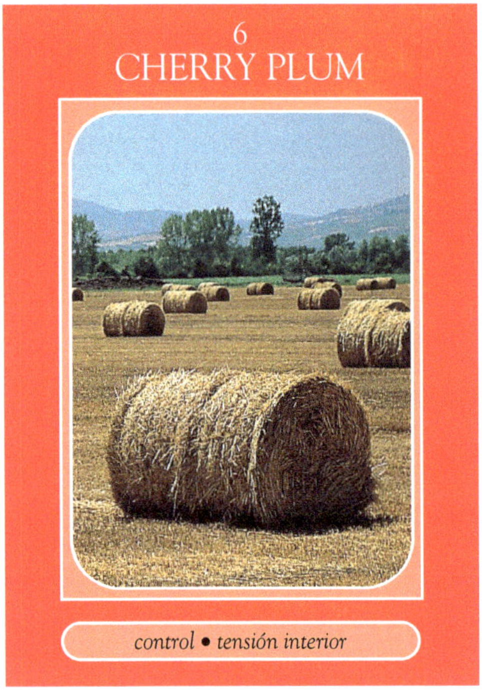

Pertenece al grupo 1:
miedo

Color de fondo:
rojo

FRASE POSITIVA

•

domino mis propias fuerzas interiores

•

prefiero la espontaneidad

•

me siento totalmente relajado

DESCRIPCIÓN DE LA CARTA:

la carta pone de manifiesto que si disminuimos el autocontrol, descubriremos que la sensación de pesadez que sentíamos en el plexo solar puede disminuir hasta desaparecer

ESTADO NEGATIVO:

para quien teme perder el control

— miedo a cometer algo terrible
— miedo a enloquecer
— obsesiones, fijaciones
— fuertes tensiones interiores
— control excesivo
— sentido exagerado del orden
— movimiento constante y repetitivo o calma forzada
— sensación de abandono
— malos tratos hacia los hijos o los más débiles

ESTADO EQUILIBRADO:

acceso al relajamiento interior y a la espontaneidad

— equilibrio
— coraje
— aceptación y comprensión de la parte instintiva
— armonía entre la luz y las sombras

7. Chestnut Bud

(yema de castaño de Indias)

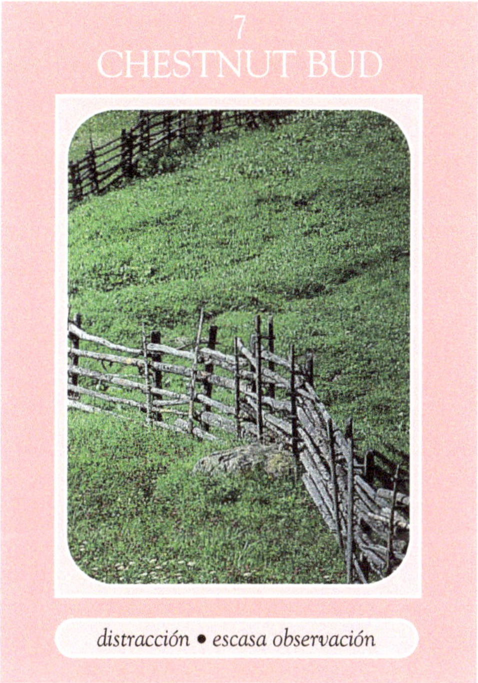

Pertenece al grupo 3:
desinterés por el presente

Color de fondo:
rosa

FRASE POSITIVA

•

la experiencia es mi maestra

•

mantengo el contacto
con la realidad

Descripción de la carta:

la carta pone de relieve las dificultades que nos llevan a perder de vista nuestra auténtica dirección y el sentido de lo que queríamos hacer, lo que nos hace sentir como un trasto inútil

Estado negativo:

para quien repite con frecuencia los mismos errores

— prisa e impaciencia
— dificultad de aprendizaje
— falta de observación
— negligencia y descuido
— distracción, imaginación mal orientada
— falta de interés
— desorientación
— falta de sentido de la realidad
— ingenuidad, despreocupación excesiva
— tendencia al acné, cefaleas

Estado equilibrado:

aprovechamiento del aprendizaje y de la experiencia

— atención a los acontecimientos cotidianos
— sentido de la observación
— comprensión de los errores
— sagacidad, inteligencia brillante

8. Chicory

(achicoria)

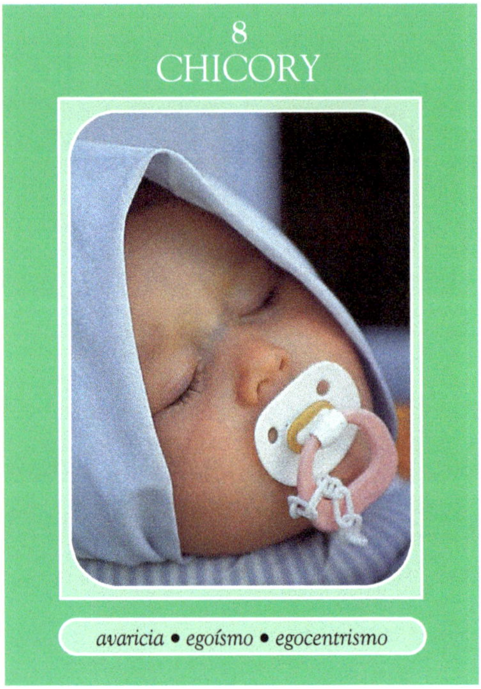

Pertenece al grupo 7:
preocupación excesiva

Color de fondo:
verde

FRASE POSITIVA

•

amo sin condiciones

•

respeto el espacio individual

•

gracias a la vida
que me ha dado tanto

•

estoy dispuesto a apoyar
a los demás

DESCRIPCIÓN DE LA CARTA:

la carta nos enseña que no debemos ser posesivos para conservar el afecto de los demás y que, al ser ya adultos, no necesitamos una atención continua, sino que podemos entregar nuestro amor a los demás y sentirnos en armonía con el mundo

ESTADO NEGATIVO:

para quien es muy posesivo y se preocupa en exceso de los demás

— egoísmo, tiranía
— carácter posesivo
— manipulación, chantaje afectivo
— extorsiones afectuosas
— autocompasión, pusilanimidad
— exageración, aversión a la soledad
— búsqueda excesiva de simpatía y compasión
— refugio en la enfermedad
— culpabilización, preocupación
— exceso de crítica y de organización
— insatisfacción, irritabilidad, hosquedad
— quisquillosidad, puntillosidad
— intromisión en los asuntos ajenos

ESTADO EQUILIBRADO:

posibilidad de manifestar abnegación y amor maternal

— amor desinteresado
— calor humano
— devoción, desinterés
— dirección segura
— armonía, amabilidad y comprensión
— autocontrol

9. Clematis

(clemátide)

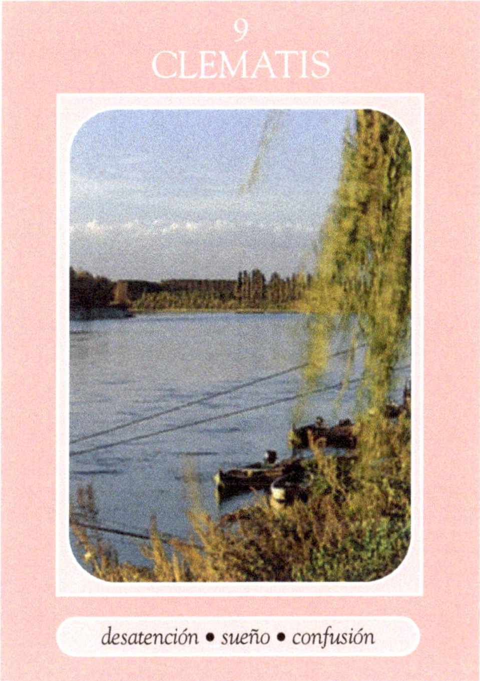

Pertenece al grupo 3:
desinterés por el presente

Color de fondo:
rosa

FRASE POSITIVA

•

aumento mi contacto con la vida

•

llevo a la práctica mis sueños

•

acepto la dimensión cotidiana
y participo en ella activamente

DESCRIPCIÓN DE LA CARTA:

la carta nos invita a escapar del mundo de los sueños y a aceptar la vida cotidiana para asumirla positivamente e infundir inspiración y creatividad en la realidad que nos toca vivir

ESTADO NEGATIVO:

para quien es desatento y soñador

— escaso interés por la vida tal como es
— confusión, desatención y distracción
— tendencia a soñar con los ojos abiertos
— indiferencia hacia los acontecimientos
— ausencia de miedo, temeridad
— ausencia de sentido práctico
— ausencia de concentración
— nostalgia, torpeza, somnolencia
— mirada perdida, refugio en la imaginación
— tendencia al desvanecimiento
— falta de energía, debilidad difusa
— hastío por el bullicio y el movimiento
— trastornos visuales y auditivos
— alejamiento de la realidad
— apatía, aburrimiento
— imaginación excesiva
— tendencia a sufrir accidentes
— capacidad de médium mal vivida

ESTADO EQUILIBRADO:

capacidad de trascender la dimensión cotidiana

— creatividad, inspiración
— capacidad de médium consciente
— gran contacto con la interioridad
— eficacia en la vida cotidiana
— apertura mental

10. Crab Apple

(manzano silvestre)

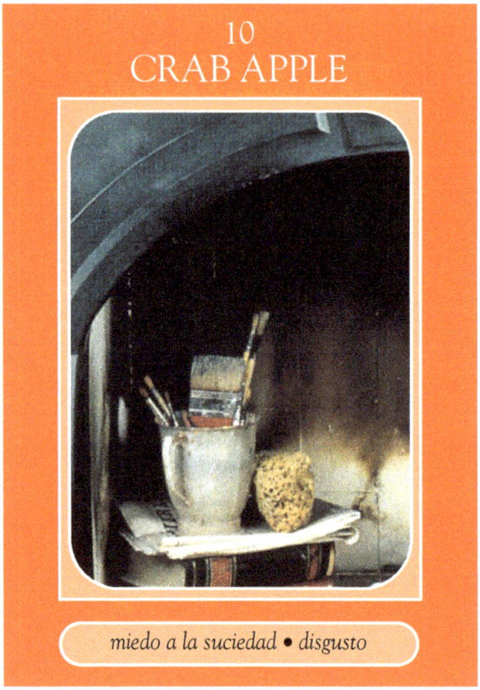

Pertenece al grupo 6:
desaliento y desesperación

Color de fondo:
naranja

FRASE POSITIVA

•

me gusto y me acepto

•

acepto mis imperfecciones y las ajenas

•

observo el mundo con desapego y permanezco íntegro

Descripción de la carta:

la carta nos recuerda que lo que está sucio puede estar limpio si se observa con objetividad y se acepta como manifestación inevitable de la vida cotidiana

Estado negativo:

para quien se obsesiona con la suciedad

— pensamientos obsesivos
— hastío por todo lo que está sucio
— exceso de higiene
— meticulosidad, puntillosidad
— rechazo del propio cuerpo
— hastío por las manifestaciones corporales
— (tos, sudor, heces)
— sexualidad conflictiva
— mala relación con los animales
— sensación de estar sucio
— miedo a ser contaminado
— necesidad continua de lavarse
— miedo a la comida estropeada, a los servicios sucios, a la contaminación, a los medicamentos

Estado equilibrado:

percepción de la pureza y de la limpieza de intenciones

— claridad y desapego
— aceptación de las manifestaciones físicas
— reconocimiento de lo que realmente está contaminado

11. Elm

(olmo)

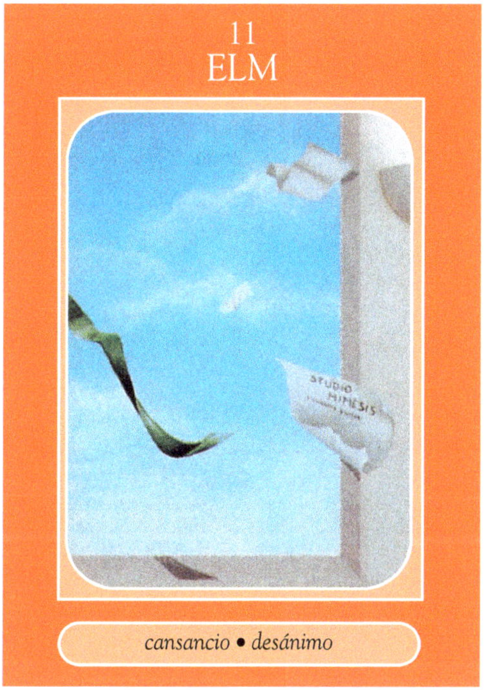

Pertenece al grupo 6:
desaliento y desesperación

Color de fondo:
naranja

FRASE POSITIVA

•

actúo al máximo
de mis posibilidades

•

me siento a la altura
de las circunstancias

DESCRIPCIÓN DE LA CARTA:

la carta nos indica que la sensación de desaliento que parece asaltarnos se debe a una fatiga temporal, causada por un exceso de responsabilidades, y nos anima a no abandonarnos como una hoja al viento, sino simplemente a tomarnos un poco de descanso

ESTADO NEGATIVO:

para quien se siente agotado y piensa que no va a salir adelante

— desaliento
— cansancio temporal
— sensación de agobio a causa de responsabilidades excesivas
— sensación de inadecuación y de incapacidad
— desaliento a causa de la fatiga
— tendencia a sobrevalorar las propias fuerzas

ESTADO EQUILIBRADO:

armonía en los aspectos que implican responsabilidad

— coraje, equilibrio
— conciencia de las propias fuerzas
— objetividad al concederse un poco de descanso

12. Gentian

(genciana)

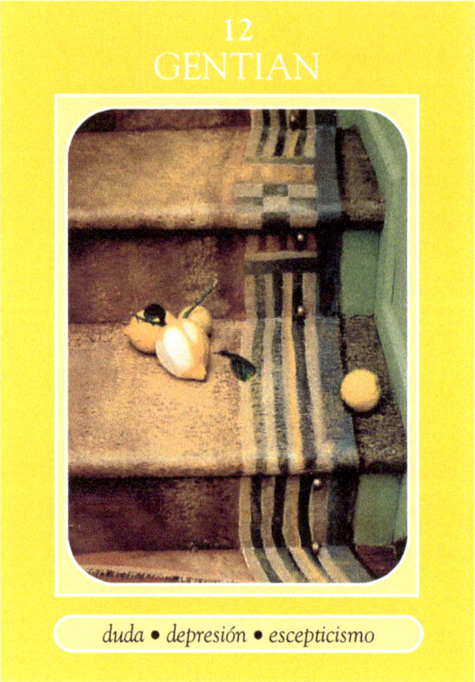

Pertenece al grupo 2:
incertidumbre

Color de fondo:
amarillo

FRASE POSITIVA

•

la fe me ilumina

•

considero los obstáculos como ocasiones para aprender

DESCRIPCIÓN DE LA CARTA:

la carta pone de relieve un estado de pesimismo y desaliento que se deriva de la falta de fe en las propias posibilidades de éxito, y nos anima a no sentirnos inútiles, a tener coraje y a no abandonarnos a sentimientos de escepticismo

ESTADO NEGATIVO:

para quien se siente deprimido y dubitativo

— pesimismo, escepticismo
— desaliento, falta de fe
— desilusión, melancolía
— duda constante
— sensación de agobio a causa de los obstáculos
— hastío por contratiempos y retrasos

ESTADO EQUILIBRADO:

se alimentan la confianza y la fe

— coraje, comprensión y confianza
— aceptación de las dificultades
— fe

13. Gorse

(retama)

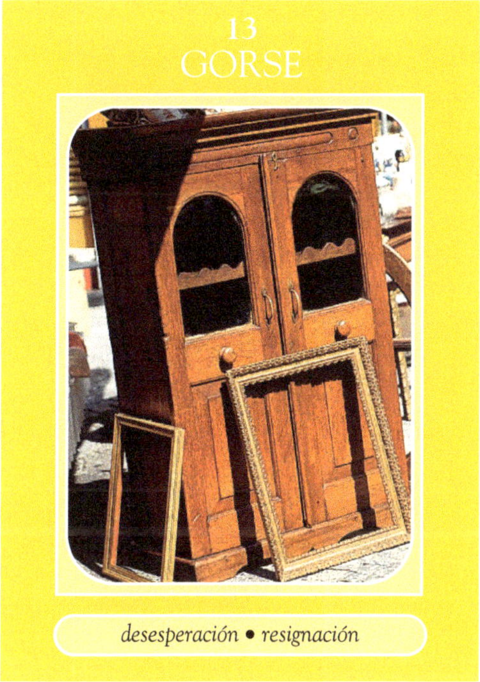

Pertenece al grupo 2:
incertidumbre

Color de fondo:
amarillo

FRASE POSITIVA

•

acepto este momento

•

desarrollo mi sentido de la comprensión

•

alimento la esperanza de curación

Descripción de la carta:

la carta nos indica que estamos atravesando un momento difícil, asociado con la falta de esperanza y con la resignación, y nos aconseja no dejarnos llevar sino tratar de reaccionar a lo que ocurre. Como el mueble abandonado que, lustrado y limpio, se puede reintegrar al lugar que le corresponde

Estado negativo:

para quien está desesperado

— falta total de esperanzas e intereses
— rendición interior
— resignación a la enfermedad y sensación de incurabilidad
— enfermedad crónica
— desilusión a causa de recaídas
— palidez, ojeras

Estado equilibrado:

potencia la esperanza y la aceptación

— disposición de ánimo serena
— aceptación de los momentos difíciles
— comprensión del propio destino
— conciencia de que nada es seguro o inmutable

14. Heather

(brezo)

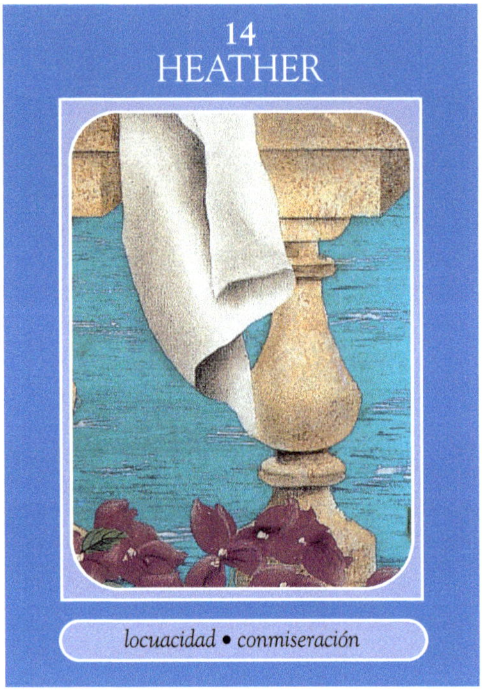

Pertenece al grupo 4:
soledad

Color de fondo:
azul

FRASE POSITIVA

•

doy y recibo amor

•

estoy en paz conmigo mismo

•

encuentro mi propio centro al relacionarme con los demás

DESCRIPCIÓN DE LA CARTA:

esta carta nos recuerda que nuestra sensación de soledad se debe a una preocupación excesiva por nuestros problemas y nos señala que no debemos sentirnos como un trasto abandonado, sino que, si así lo queremos, a nuestros pies brotarán las flores de la tolerancia y de la comprensión

ESTADO NEGATIVO:

para quien no soporta la soledad

— egocentrismo, avaricia
— locuacidad excesiva
— dificultad para escuchar a los demás
— conmiseración
— avidez en el contacto con los demás, pusilanimidad
— preocupación por los propios problemas y desinterés por los ajenos
— fuerte sensación de privación afectiva
— hipocondría, simulación

ESTADO EQUILIBRADO:

capacidad de escuchar y ensimismarse

— comprensión e interés
— sentido del humor, tolerancia
— empatía
— capacidad de prestar ayuda

15. Holly

(acebo)

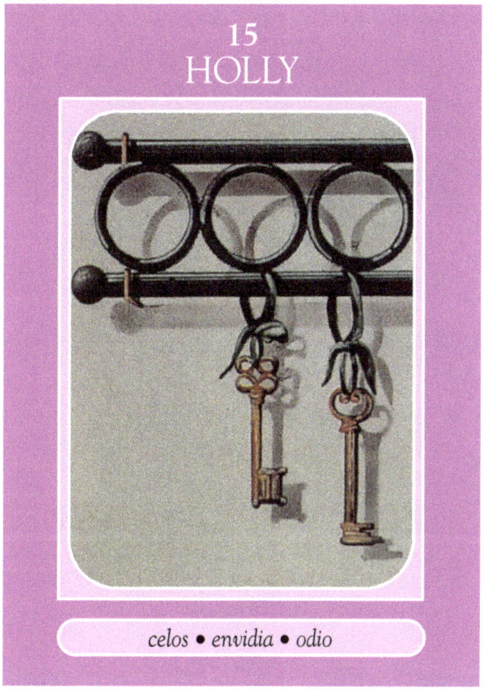

Pertenece al grupo 5:
hipersensibilidad

Color de fondo:
violeta

FRASE POSITIVA

•

desarrollo el sentido
de la comprensión

•

me reconozco a mí mismo con amor

•

aprecio a los demás y los acepto
tal como son

•

dejo que mi corazón se abra

DESCRIPCIÓN DE LA CARTA:

la carta nos invita a encontrar las llaves que abran nuestro corazón para desintoxicarlo de todo lo negativo y ser dueños de nuestros sentimientos más profundos y auténticos

ESTADO NEGATIVO:

para quien se ve asaltado por sentimientos negativos

— dureza de corazón
— envidia, maldad y amargura
— escasa consideración por uno mismo y por los demás
— temor a no ser comprendidos
— miedo a verse excluidos
— incomprensión y arrogancia
— severidad excesiva y odio
— tendencia a juzgar
— infelicidad, descontento y frustración
— tristeza y dolor
— amargura y ánimo vengativo
— violencia y agresividad
— cólera y rabia

ESTADO EQUILIBRADO:

potencia espiritualmente el amor y la apertura de corazón

— amor y expansión del corazón
— conciencia del valor de la exteriorización del amor
— comprensión por la condición humana
— dulzura y tranquilidad
— armonía con uno mismo y con los demás

16. Honeysuckle

(madreselva)

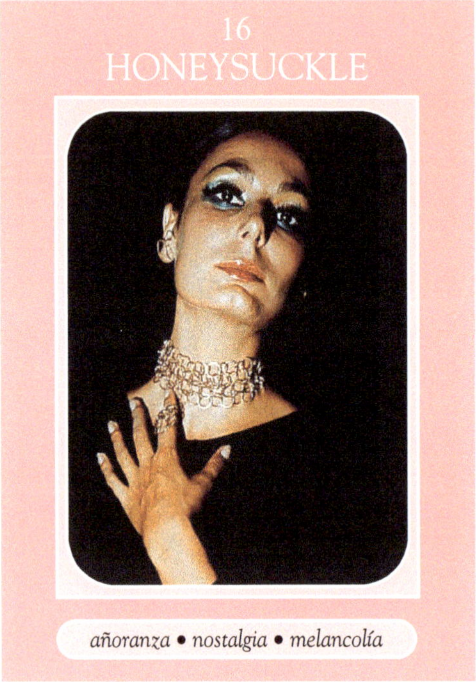

Pertenece al grupo 3:
desinterés por el presente

Color de fondo:
rosa

FRASE POSITIVA

•

el pasado me conecta
con el presente

•

cada día me aporta
una nueva experiencia

•

el pasado me permite vivir
mejor mi presente

Descripción de la carta:

la carta nos anima a no idealizar el pasado con nostalgia —actitud a la que alude la expresión de la mujer de la carta— sino a considerarlo como parte integrante y formativa del presente

Estado negativo:

para quien está demasiado volcado hacia el pasado

— añoranza, infelicidad, falta de resignación
— rechazo del presente
— dificultades para aceptar cosas nuevas
— locuacidad
— nostalgia, melancolía
— conversación referida siempre al pasado
— idealización del pasado
— propensión a la ensoñación

Estado equilibrado:

capacidad de transformarse a través de la experiencia

— capacidad de comparar pasado y presente
— análisis de la experiencia
— vivir en el presente sin olvidar el pasado

17. Hornbeam

(carpe blanco)

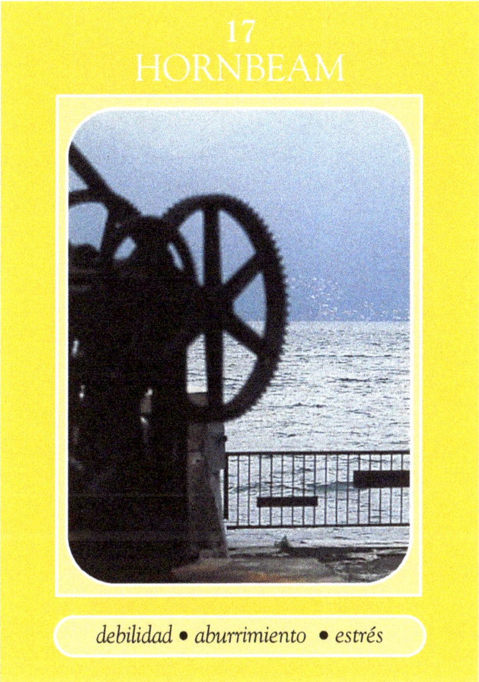

Descripción de la carta:

la carta nos señala que estamos cansados y que nuestro cansancio se deriva de la rutina y de estar presos en una rueda que no nos permite cambiar nuestra vida. Por tanto, aconseja que busquemos nuevos estímulos para alimentar y renovar nuestro sistema psicofísico

Estado negativo:

para quien se siente cansado mentalmente

— falta de fuerzas y de entusiasmo
— indolencia
— dificultad de concentración
— aburrimiento, estrés, vida rutinaria
— convalecencia
— presión o quemazón en los ojos
— dificultad para hallar nuevos estímulos
— afición excesiva por la televisión y el ordenador

Estado equilibrado:

sensación de paz y tranquilidad interior

— vitalidad
— vivacidad de espíritu
— concentración, equilibrio

Pertenece al grupo 2: **incertidumbre**
Color de fondo: **amarillo**
FRASE POSITIVA • aumento mi concentración • alimento la alegría por mí mismo • llevo a cabo mis tareas con alegría y sin fatiga

18. *Impatiens*

(balsamina)

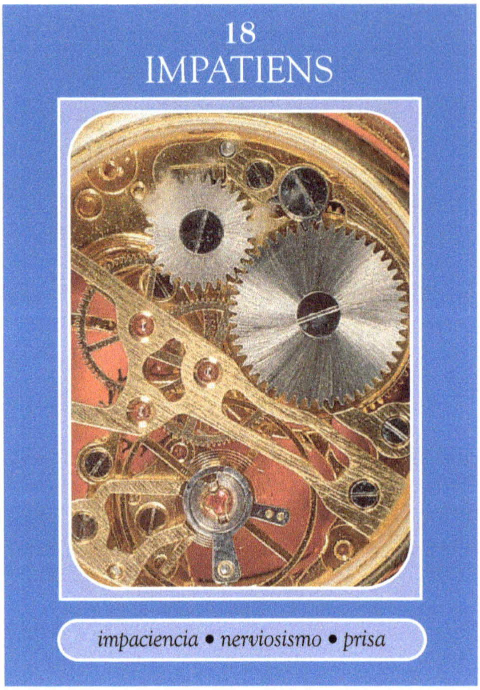

Pertenece al grupo 4:
soledad

Color de fondo:
azul

FRASE POSITIVA

•

acepto el ritmo de cada cual

•

mejoro mi sentido
de la observación

•

soy paciente

DESCRIPCIÓN DE LA CARTA:

la carta nos recuerda que tener paciencia también significa no dejarse llevar por un ritmo exagerado, ya que nadie ha dicho que el tiempo sea nuestro enemigo, y nos indica la necesidad de aprender y adecuarse al ritmo ajeno

ESTADO NEGATIVO:

para quien piensa y actúa demasiado rápido

— impaciencia, irritabilidad e impetuosidad
— rapidez de palabra, tartamudez
— dispersión, prisa
— tendencia a hacer varias cosas a la vez
— ansiedad, nerviosismo
— intolerancia, tensión mental
— impulsividad, reacciones desmesuradas
— frustración
— decisiones precipitadas
— falta de cooperación
— rabia repentina
— vértigos, prurito, nerviosismo en las piernas
— imposibilidad de estar parado

ESTADO EQUILIBRADO:

acceso a una inteligencia práctica

— tranquilidad, espontaneidad
— eficiencia, paciencia
— conciencia de los ritmos ajenos
— seguridad y rapidez
— cooperación equilibrada

19. Larch

(alerce europeo)

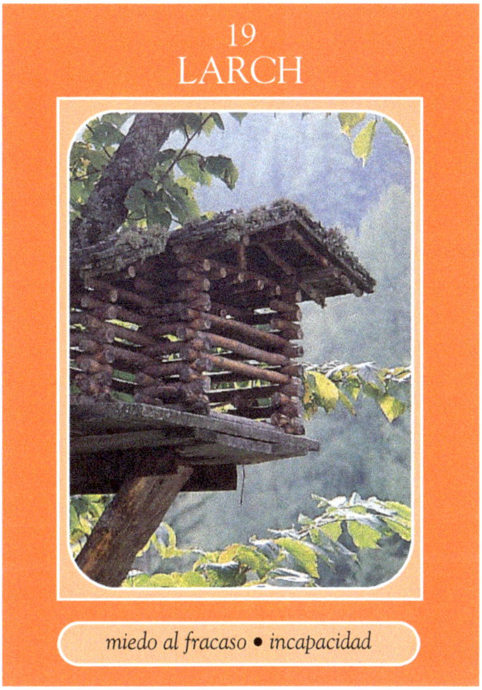

Pertenece al grupo 6: **desaliento y desesperación**
Color de fondo: **naranja**
FRASE POSITIVA • si quiero, puedo lograrlo • confío en mis capacidades • persigo el éxito a través de la acción

DESCRIPCIÓN DE LA CARTA:

la carta nos indica que ha llegado el momento de confiar en nosotros mismos para superar la sensación de inutilidad y que es conveniente medirse con los retos que nos plantea la vida cada día, echando mano de nuestras reservas de coraje y observación equilibrada

ESTADO NEGATIVO:

para quien no toma la iniciativa por miedo a equivocarse

— sensación de inferioridad e incapacidad
— convicción de no salir adelante
— falsa modestia y pasividad
— dilación
— impotencia, miedo al fracaso
— melancolía, inseguridad
— falta de coraje y confianza

ESTADO EQUILIBRADO:

capacidad de confiar en uno mismo

— tenacidad
— capacidad de enfrentarse a los retos cotidianos
— valentía al afrontar los obstáculos

20. Mimulus

(mímulus amarillo)

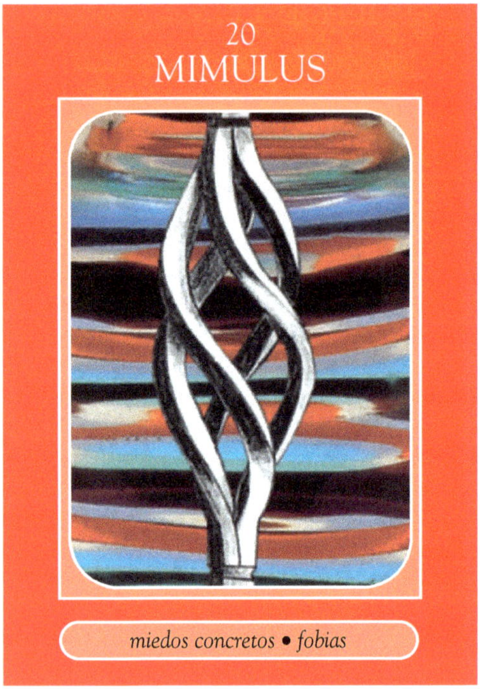

DESCRIPCIÓN DE LA CARTA:

la carta nos enseña a convivir con la sensibilidad excesiva y a hacer frente al miedo, recordándonos que la calma y el equilibrio pueden dejar atrás lo que nos molesta y atormenta, haciéndonos dúctiles y al mismo tiempo fuertes y valientes, como el hierro forjado de la carta

ESTADO NEGATIVO:

para quien sufre miedos concretos

— todos los miedos específicos (enfermedades, accidentes, animales, etc.)
— fobias
— hipersensibilidad (frío, ruido, luz intensa, etc.)
— tensión interior (tartamudez, risa nerviosa, etc.)

ESTADO EQUILIBRADO:

fuerza que se desprende del coraje

— serenidad interior
— calma, sensación de paz
— sentido del humor

Pertenece al grupo 1: **miedo**
Color de fondo: **rojo**
FRASE POSITIVA • en mí hallo la fuerza • quiero tener pensamientos positivos

21. *Mustard*

(mostaza silvestre)

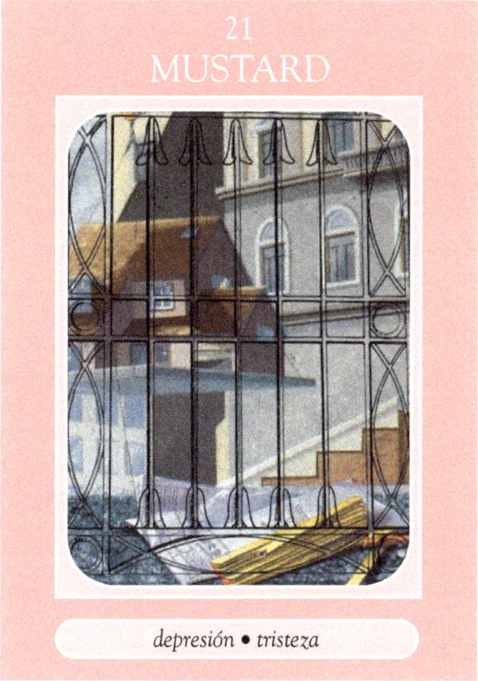

Pertenece al grupo 3: **desinterés por el presente**
Color de fondo: **rosa**
FRASE POSITIVA • la alegría vuelve a mi corazón • acepto mi estado de ánimo a la espera de que vuelva la luz

Descripción de la carta:

la carta nos enseña que no debemos sentirnos prisioneros de nuestras sensaciones, sino que la aceptación del momento difícil que estamos viviendo es la condición imprescindible de la serenidad futura

Estado negativo:

para quien está sujeto a momentos de profunda melancolía

— depresión
— desesperación
— tristeza excesiva y repentina
— introversión
— sensación de dolor cósmico
— inercia
— ralentización de las funciones físicas y psicológicas
— sensación de extrañeza
— sensación de impotencia dolorosa

Estado equilibrado:

percepción de la serenidad

— aceptación
— serenidad interior
— fuerza de la conciencia

22. Oak

(encina, roble)

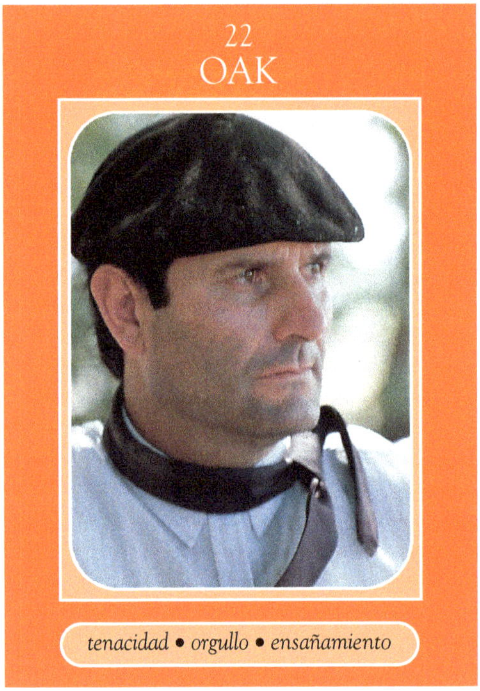

Pertenece al grupo 6: **desaliento y desesperación**
Color de fondo: **naranja**
FRASE POSITIVA • reconozco que el reposo es necesario • soy consciente de mis limitaciones y acepto relajarme

DESCRIPCIÓN DE LA CARTA:

la expresión del hombre que aparece en la carta nos recuerda que ser tenaces no quiere decir renunciar a tomarse un descanso y que la comprensión y la aceptación de los momentos de debilidad son condiciones necesarias para vivir de modo equilibrado el sentido del deber y el coraje de actuar

ESTADO NEGATIVO:

para quien está exhausto pero no renuncia a luchar

— colapso, agotamiento
— descontento por no haber acabado el propio trabajo
— fidelidad excesiva al deber
— tendencia a no concederse el reposo merecido
— exceso de perseverancia
— tendencia a asumir el trabajo ajeno
— tendencia a deprimirse durante una enfermedad o a causa de la falta de trabajo
— dificultad para manifestar la propia debilidad
— dificultad para pedir ayuda
— tenacidad, orgullo

ESTADO EQUILIBRADO:

profunda sensación de generosidad y de fuerza

— constancia y perseverancia responsable
— serenidad y equilibrio
— comprensión por la debilidad humana
— conciencia de la importancia del reposo

23. Olive

(olivo)

Pertenece al grupo 3: **desinterés por el presente**
Color de fondo: **rosa**
FRASE POSITIVA • accedo a la energía universal • reconozco mi necesidad de reposo • apelo a mi potencial energético

DESCRIPCIÓN DE LA CARTA:

la carta nos señala que estamos como si mirásemos el mundo a través de la niebla, la niebla de quien ha sufrido durante largo tiempo y se siente rendido, y nos aconseja recuperar el contacto con nuestra energía vital

ESTADO NEGATIVO:

para quien se siente completamente exhausto a causa de un sufrimiento prolongado

— profundo cansancio
— debilidad, agotamiento de la energía personal
— incapacidad para realizar esfuerzos
— infelicidad
— sufrimiento padecido durante un largo tiempo
— sacrificio
— necesidad extrema de sueño
— desgana
— falta total de alegría

ESTADO EQUILIBRADO:

la regeneración interior otorga una gran sensación de paz

— contacto con la propia energía vital
— sensación de límite
— uso responsable de los propios recursos
— serenidad a pesar del cansancio

24. Pine

(pino silvestre)

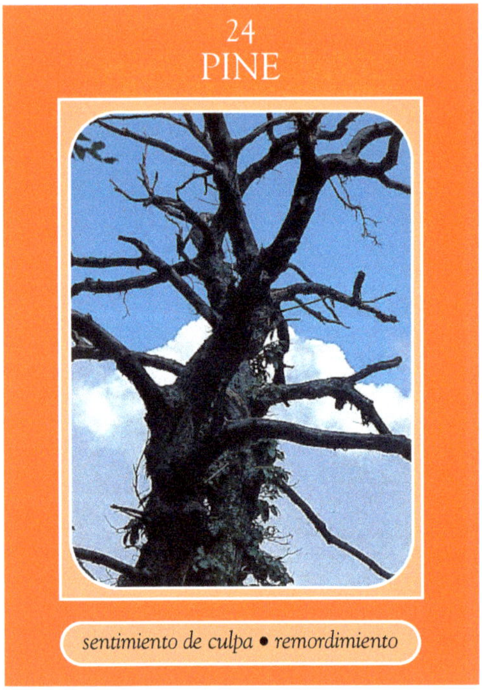

Pertenece al grupo 6:
desaliento y desesperación

Color de fondo:
naranja

FRASE POSITIVA

•

me acepto como soy

•

el error forma parte
de la condición humana

DESCRIPCIÓN DE LA CARTA:

la carta nos anima a desarrollar el sentido de la comprensión y de la compasión respecto a uno mismo para no sentirnos como el árbol de la carta, agredidos por el exterior e incapaces de germinar

ESTADO NEGATIVO:

para quien se culpabiliza

— sentimientos de culpa
— autoacusación, remordimiento
— exceso de autocrítica
— sensación de mala conciencia
— dificultad de disculparse a uno mismo
— sensación de responsabilidad por la culpa ajena
— se consideran más los propios límites que las posibilidades
— no nos sentimos dignos de lo que tenemos
— ansiedad, menosprecio de sí mismo, sumisión
— sentimientos de culpabilidad
— autocastigo, masoquismo provocado por la idea del pecado

ESTADO EQUILIBRADO:

desarrolla el sentido del perdón respecto a uno mismo

— pensamiento equilibrado
— compasión y comprensión universal
— paciencia, humildad, modestia
— contacto profundo con las propias emociones

25. Red Chestnut

(castaño de Indias rojo)

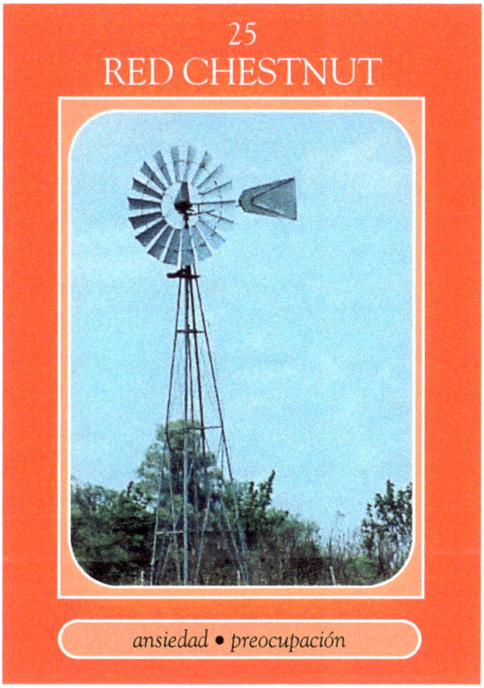

Pertenece al grupo 1:
miedo

Color de fondo:
rojo

FRASE POSITIVA

•

todo se desenvuelve positivamente

•

estoy separado de los demás

•

sé que la protección
de las personas que amo está
en manos de su ángel

Descripción de la carta:

la carta nos señala que la ansiedad y la preocupación nos hacen sentir como un pequeño molino movido por el viento y nos anima a pensar de manera positiva

Estado negativo:

para quien se preocupa en exceso por los demás

— relación estrecha con las personas queridas
— preocupación por la seguridad ajena y desprecio por la propia
— ansiedad continuada por algo malo que podría ocurrir
— tendencia a ver sólo el lado negativo de las cosas
— tendencia a vivir las vidas ajenas como si fuesen la propia
— sobreprotección

Estado equilibrado:

capacidad de ayudar al prójimo

— prontitud ante las emergencias
— conciencia del propio destino
— calma y tranquilidad
— pensamiento positivo

26. Rock Rose

(heliantemo)

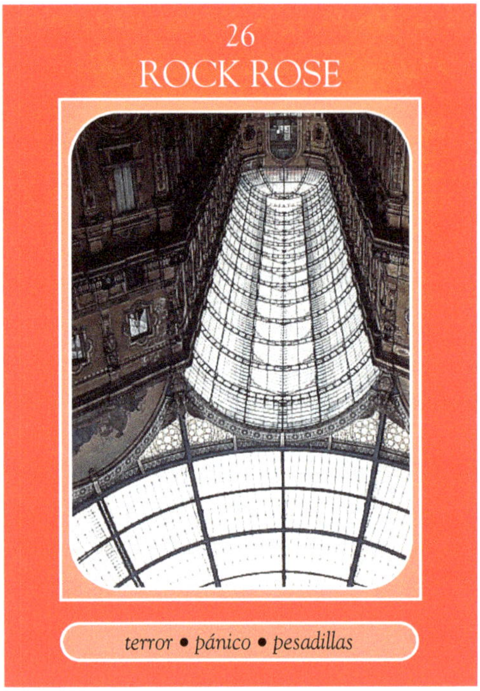

Pertenece al grupo 1: **miedo**
Color de fondo: **rojo**
FRASE POSITIVA • la energía positiva me sostiene • encuentro valentía y fuerza para reaccionar • alcanzo mi fuerza vital

DESCRIPCIÓN DE LA CARTA:

la carta nos recuerda que, si estamos padeciendo una pesadilla, no hace falta mucho para afrontar la situación. A veces, basta con cambiar la perspectiva, como en la carta: basta girarla para descubrir que no tiene nada de inquietante

ESTADO NEGATIVO:

para quien se siente víctima del pánico

— pánico interior
— sensación de angustia que aumenta en las situaciones de emergencia (física o espiritual)
— terror, espanto
— miedo enloquecido
— dolor o pesadez en el plexo solar
— temblores y sudores fríos
— estupefacción
— pensamientos suicidas

ESTADO EQUILIBRADO:

activación del coraje

— capacidad de afrontar las situaciones
— prontitud en la acción
— altruismo

27. Rock Water

(agua mineral)

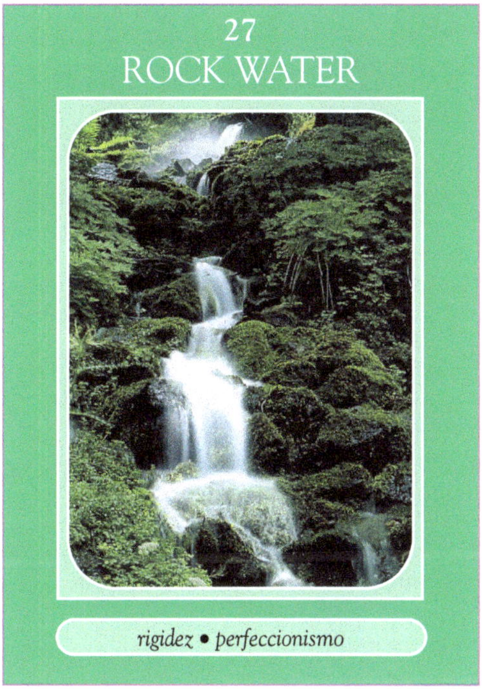

Pertenece al grupo 7:
preocupación excesiva

Color de fondo:
verde

FRASE POSITIVA

•

confío en el fluir de la existencia

•

me vuelvo más flexible

•

quiero vivir libre y alegre

DESCRIPCIÓN DE LA CARTA:

la carta nos recuerda que, como el agua que aporta paz y purifica a la vez que se adapta al terreno que la acoge, debemos aprender a ser menos rígidos y mantener una relación más abierta con nuestro entorno

ESTADO NEGATIVO:

para quien se presiona demasiado y espera mucho de sí mismo

— perfeccionismo, rigidez
— ideales imposibles, ascetismo
— renuncia
— negación del placer
— remoción de las pulsiones
— sentimiento de culpa
— malestar por falta de forma física
— disciplina excesiva
— imposición a uno mismo de reglas férreas y autopunitivas
— exceso de voluntad
— orgullo espiritual, tensión
— deseo imperioso de dar ejemplo

ESTADO EQUILIBRADO:

se relaciona con la libertad interior y el idealismo

— ideales equilibrados
— integración correcta entre cuerpo y espíritu
— sensación de paz
— contacto con el yo
— capacidad de transformación

28. Scleranthus

(escleranto)

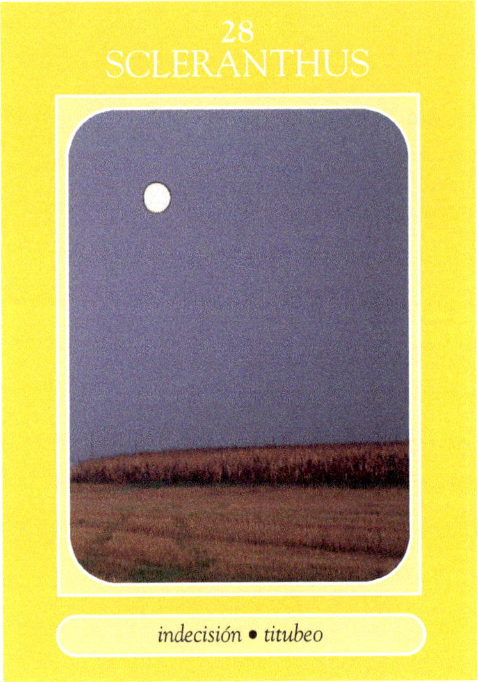

Pertenece al grupo 2:
incertidumbre

Color de fondo:
amarillo

FRASE POSITIVA

•

soy dueño de mí mismo

•

mantengo abierta mi mente

•

soy capaz de decidir
de forma adecuada

DESCRIPCIÓN DE LA CARTA:

la carta nos señala que somos indecisos y nos cuesta elegir, como este paisaje bañado por la luna que difumina los contornos, y nos advierte que ha llegado el momento de empuñar nuestra vida y decidir lo que es mejor para nosotros

ESTADO NEGATIVO:

para quien no logra decidirse entre dos opciones

— indecisión, inestabilidad, titubeo
— cambios de humor repentinos
— escasa concentración
— dificultad de elección
— alternancia
— gestos bruscos y nerviosos
— falta de dirección

ESTADO EQUILIBRADO:

se alcanza el dominio de uno mismo

— decisiones rápidas y precisas
— mente abierta, actitud objetiva
— flexibilidad
— identificación de nuevas oportunidades

29. *Star of Bethlehem*

(estrella de Belén)

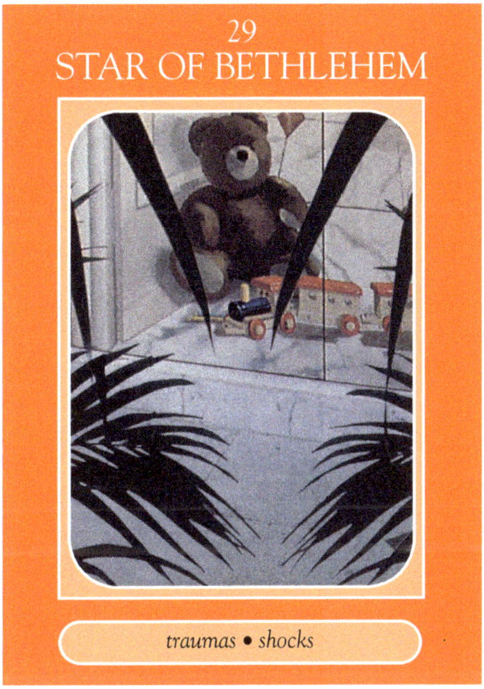

Pertenece al grupo 6:
desaliento y desesperación

Color de fondo:
naranja

FRASE POSITIVA

•

me restablezco rápidamente

•

alcanzo mi fuerza interior para superar la experiencia

DESCRIPCIÓN DE LA CARTA:

la carta nos señala que, aunque en este momento nos sintamos desorientados o hayamos sufrido un shock*, podemos neutralizar lo que ha sucedido y alcanzar lo que esperamos con serenidad*

ESTADO NEGATIVO:

para quien ha sufrido un shock

— traumas, bloqueos
— angustia, tensión
— pena, luto, pesar
— dificultad de curación
— sensación de torpeza
— rechazo de consuelo
— falta de entusiasmo
— renuncia, desorientación

ESTADO EQUILIBRADO:

se activa la energía del despertar

— restablecimiento de la sensibilidad física y psíquica
— neutralización de los efectos negativos
— reelaboración de los hechos
— aceptación

30. *Sweet Chestnut*

(castaño)

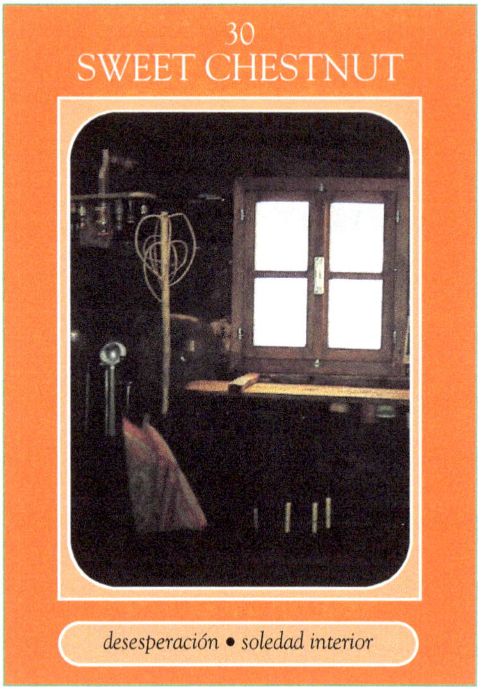

DESCRIPCIÓN DE LA CARTA:

la carta nos recuerda que, aunque nos parezca que nos rodea la oscuridad, siempre hay una luz que nos guía y nos permite cambiar

ESTADO NEGATIVO:

para quien se siente al límite de lo que puede soportar

— oscuridad total
— desesperación profunda
— extrema soledad
— sensación de abandono, incluso por parte de lo divino
— sensación de no tener escapatoria
— falta total de esperanza

ESTADO EQUILIBRADO:

acentuación de la espiritualidad

— rendición incondicional
— iluminación
— capacidad de integración total
— renacimiento y cambio profundo

Pertenece al grupo 6:
desaliento y desesperación

Color de fondo:
naranja

FRASE POSITIVA

•

al final del túnel está la luz

•

sé que saldré adelante

•

mi alma permanece íntegra

31. Vervain

(verbena)

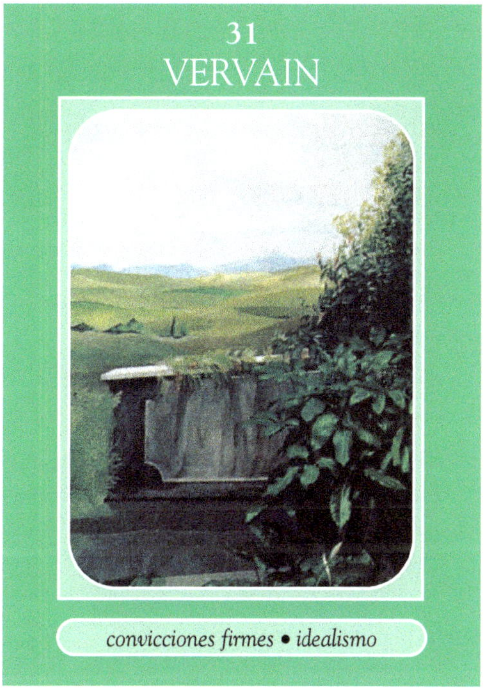

Pertenece al grupo 7:
preocupación excesiva

Color de fondo:
verde

FRASE POSITIVA

•

respeto la voluntad y el pensamiento de cada persona

•

modero mi ímpetu

•

permito que los demás opinen

Descripción de la carta:

la carta nos invita a reflexionar sobre nuestro idealismo excesivo y nos recuerda que debemos vivir en el mundo real y relacionarnos con él sin aislarnos o creer que nuestras convicciones son perfectas

Estado negativo:

para quien intenta convencer a los demás de sus propias ideas

— entusiasmo excesivo
— seguridad absoluta de que sólo nuestras ideas son correctas
— fanatismo, rigidez mental
— convicciones firmes, pasión
— creencias
— altos ideales con exceso de tensión
— martirio
— locuacidad (para convencer)
— perfeccionismo
— impulsividad, idealismo exagerado
— exceso de celo, demasiada rapidez al hablar
— agitación interior, nerviosismo, irritabilidad
— tensión en los gestos, gasto energético
— gusto por la discusión

Estado equilibrado:

fuerte voluntad que se desprende de la autodisciplina y el entusiasmo

— voluntad expresada con amor
— aceptación de puntos de vista distintos
— discrepancia equilibrada
— organización espontánea

32. Vine

(vid)

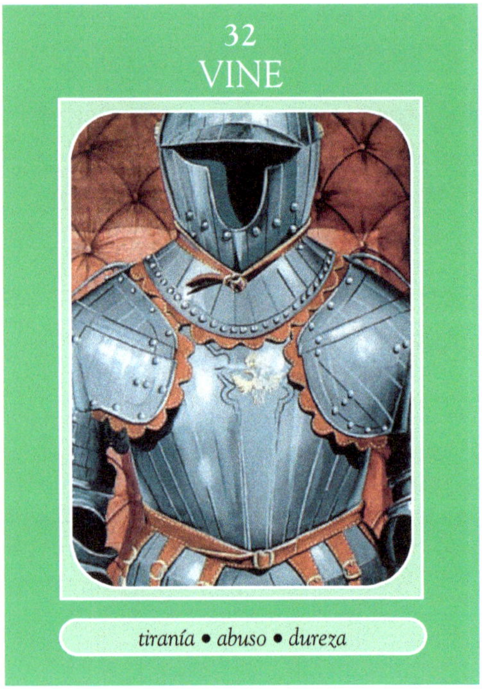

Pertenece al grupo 7: **preocupación excesiva**
Color de fondo: **verde**
FRASE POSITIVA • respeto al prójimo • uso mi autoridad con amor • confío en mí mismo y lo demuestro a través de la cooperación

DESCRIPCIÓN DE LA CARTA:

la carta nos señala que no necesitamos corazas para ejercer nuestro liderazgo e imponer nuestra voluntad y nos anima a echar mano de nuestras capacidades intrínsecas para trabajar de forma responsable y serena

ESTADO NEGATIVO:

para quien ejerce un dominio inflexible

— seguridad excesiva en uno mismo
— tiranía, autoritarismo, abuso
— egoísmo, egocentrismo, prepotencia
— dureza, falta de compasión
— imposición de la propia voluntad
— desinterés por las opiniones ajenas
— confirmación de las propias fuerzas a través de la sumisión ajena
— racionalidad excesiva
— impaciencia, irritabilidad, intolerancia
— violencia, cólera, beligerancia
— falta de escrúpulos

ESTADO EQUILIBRADO:

— capacidad de delegación
— eficiencia e integración
— acción responsable y serena
— integración y cooperación

33. *Walnut*

(nogal)

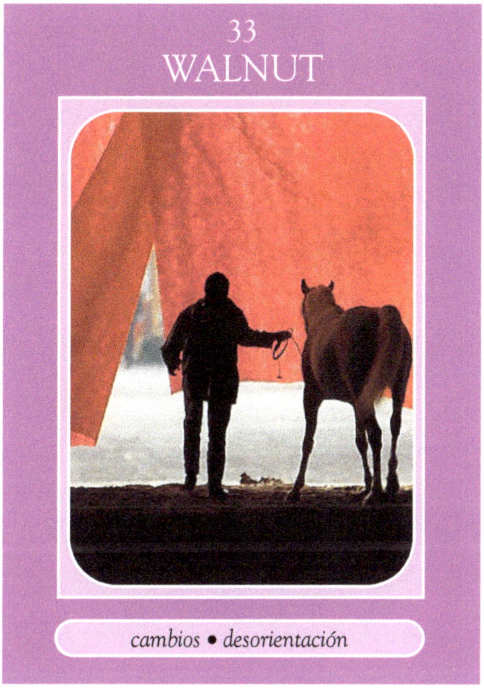

Pertenece al grupo 5:
hipersensibilidad

Color de fondo:
violeta

FRASE POSITIVA

•

me preparo para la transformación

•

no me dejo influir por los cambios

•

los cambios son una oportunidad para cambiar

DESCRIPCIÓN DE LA CARTA:

la carta nos recuerda que el cambio es necesario para la vida y para tener nuevas experiencias, y que más allá de nuestro nido puede haber un mundo nuevo esperándonos

ESTADO NEGATIVO:

para quien se halla en un periodo de transición

— dificultad para aceptar los cambios
— cambios de estado (matrimonio, viudedad, divorcio, luto, jubilación, trabajo, viajes, traslados, etc.)
— cambios biológicos (pubertad, menarquía, adolescencia, maternidad, menopausia, operaciones quirúrgicas, enfermedades, etc.)
— decisiones, pérdida de viejos hábitos, dudas
— influencias negativas
— sensibilidad a los cambios en general
— dolor de muelas

ESTADO EQUILIBRADO:

apertura al cambio

— aceptación
— firmeza en las decisiones
— conciencia de que el cambio es una oportunidad de crecimiento
— protección de las influencias externas

34. Water Violet

(violeta de agua)

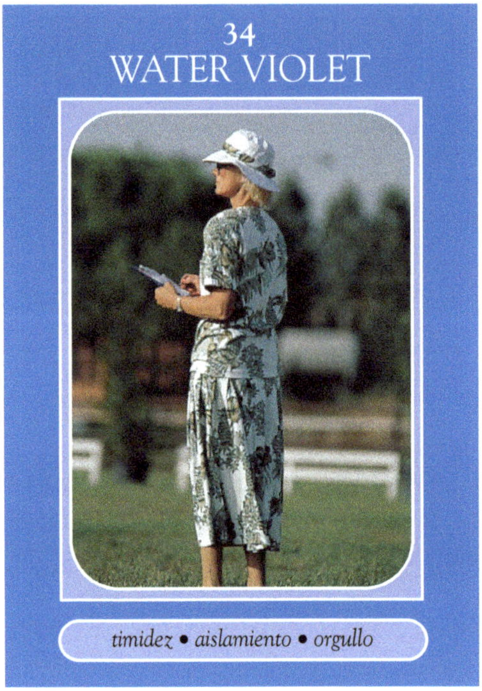

Pertenece al grupo 4: **soledad**
Color de fondo: **azul**
FRASE POSITIVA • formo parte del mundo • libero mis emociones • pongo mi serenidad a disposición de los demás

DESCRIPCIÓN DE LA CARTA:

la carta nos invita a no aislarnos sino a buscar, a través de la integración con los demás, el sentido profundo de nuestras posibilidades más ocultas

ESTADO NEGATIVO:

para quien adora la soledad

— timidez, soberbia, aislamiento
— orgullo
— frialdad, quietud excesiva
— escasa sociabilidad
— sentimiento de superioridad, hipercrítica
— dificultad para el contacto personal
— odio por las discusiones
— compostura exagerada
— voz demasiado suave

ESTADO EQUILIBRADO:

apertura hacia los demás

— afabilidad, tranquilidad, serenidad
— humildad y amabilidad
— independencia equilibrada
— objetividad y tolerancia
— sabiduría y coraje
— simpatía

35. White Chestnut

(castaño de Indias blanco)

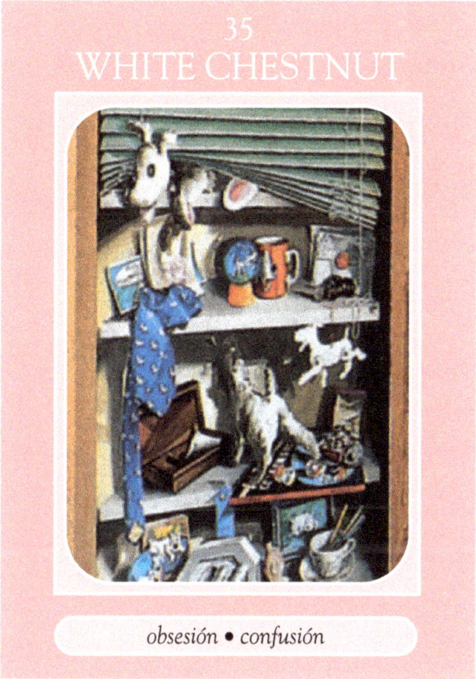

Pertenece al grupo 3:
desinterés por el presente

Color de fondo:
rosa

FRASE POSITIVA

•

soy dueño de mis pensamientos

•

mis pensamientos son constructivos

Descripción de la carta:

la carta nos recuerda que la confusión puede ser eliminada, accediendo a nuestras propias capacidades interiores y adoptando una actitud clara y constructiva

Estado negativo:

para quien sufre el asalto de fijaciones

— pensamientos atormentados y obsesivos
— insomnio
— trabajo mental, confusión
— monólogo interior continuo
— ideas fijas
— hiperactividad mental
— tensión en la mandíbula
— rechinar de dientes
— falta de paz

Estado equilibrado:

acceso a la tranquilidad interior y a la capacidad de discernimiento

— capacidad de orientar correctamente el propio pensamiento
— trabajo mental constructivo
— selección de la actividad mental

36. Wild Oat

(avena silvestre)

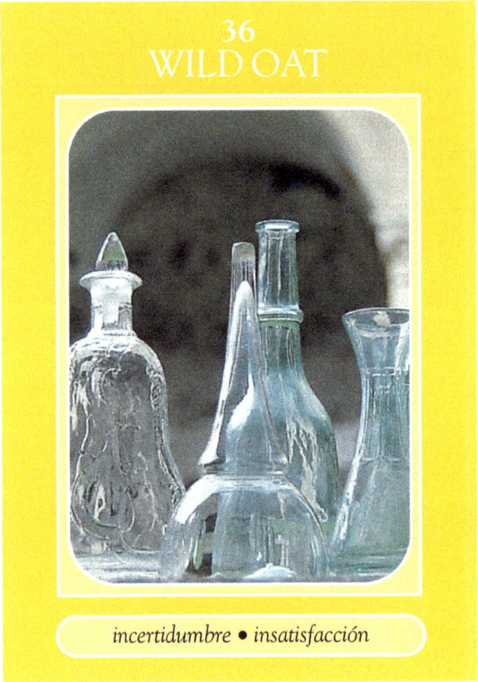

Pertenece al grupo 2:
incertidumbre

Color de fondo:
amarillo

FRASE POSITIVA

•

me dejo guiar por mi talento

•

busco el objetivo de mi vida

DESCRIPCIÓN DE LA CARTA:

la carta nos anima a llenar una sola botella, para poder orientar nuestras capacidades y no despilfarrar las energías en varias direcciones

ESTADO NEGATIVO:

para quien le acosa la incertidumbre

— falta de ambición o ambición mal dirigida
— insatisfacción, desilusión
— aburrimiento, tristeza
— despilfarro de energías, búsqueda continua de nuevos proyectos
— falta de una vocación fuerte
— dificultad para elegir entre varias posibilidades

ESTADO EQUILIBRADO:

estimula la perseverancia y el deseo de autorrealización

— versatilidad bien entendida
— comprensión del propio potencial
— contacto con los propios recursos interiores
— activación del propio talento
— fruición de la multiplicidad de intereses

37. *Wild Rose*

(agavanzo)

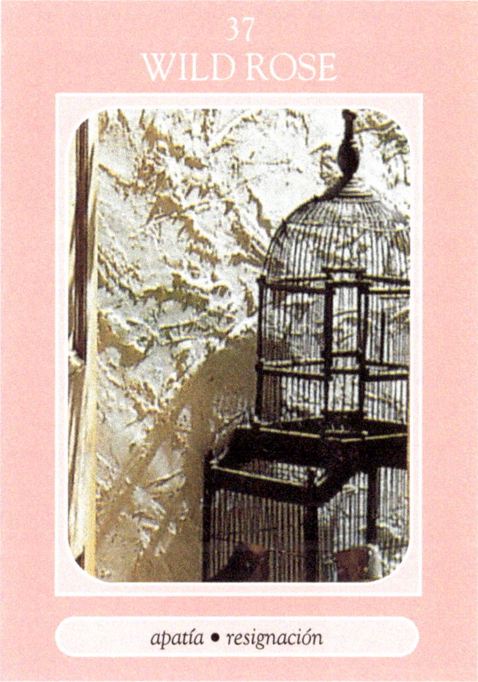

Pertenece al grupo 3:
desinterés por el presente

Color de fondo:
rosa

FRASE POSITIVA

•

desarrollo una manera nueva de ver la vida

•

deseo una vida llena de alegría

DESCRIPCIÓN DE LA CARTA:

la carta nos señala que ha llegado el momento de llenar la jaula vacía del aburrimiento y la indiferencia para acceder a nuestra vitalidad renovada

ESTADO NEGATIVO:

para quien se resigna a lo que le depara la vida

— apatía, indolencia
— tristeza, resignación
— falta de alegría
— indiferencia
— fatalismo
— aburrimiento, falta de energía
— convicción de haber absorbido energías negativas

ESTADO EQUILIBRADO:

activación de la motivación y la abnegación

— capacidad de vivir la vida cotidiana con serenidad
— interés por el presente
— libertad y flexibilidad
— vitalidad y sentido del humor

38. Willow

(sauce)

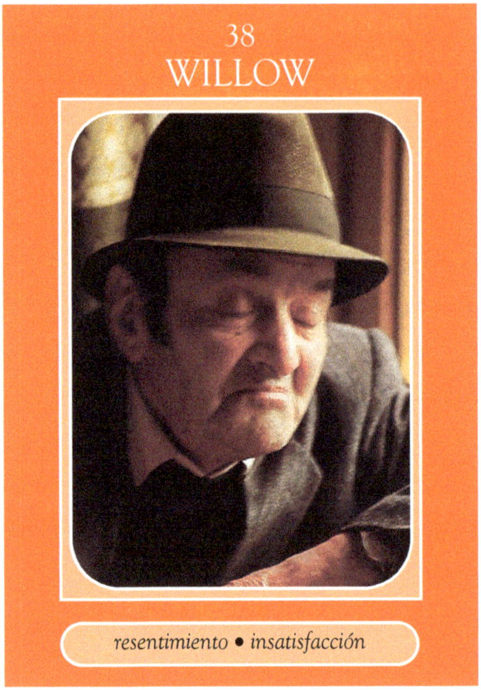

Pertenece al grupo 6:
desaliento y desesperación

Color de fondo:
naranja

FRASE POSITIVA

•

soy responsable de mi vida

•

soy consciente de la ley de causa y efecto

Descripción de la carta:

la expresión amargada e insatisfecha del hombre retraído de la carta nos invita a apelar a nuestro optimismo y a olvidar lo que, para nosotros, nos ha negado la vida

Estado negativo:

para quien se siente amargado por lo que le depara la vida

— egoísmo, autocompasión
— resentimiento, insatisfacción
— irascibilidad
— tendencia a culpar a los demás
— malevolencia, actitud de mártir
— rabia, odio por resentimiento, desdén
— descontento, amargura
— envidia
— falta de interés
— tendencia a ver sólo el lado negativo de las cosas
— aislamiento, enfermedades imaginarias

Estado equilibrado:

activación del optimismo y del sentido de la responsabilidad

— comprensión de la ley de causa y efecto
— actitud positiva de apertura
— asunción de las propias responsabilidades
— sabiduría y benevolencia

39. Rescue Remedy

(cura de urgencia)

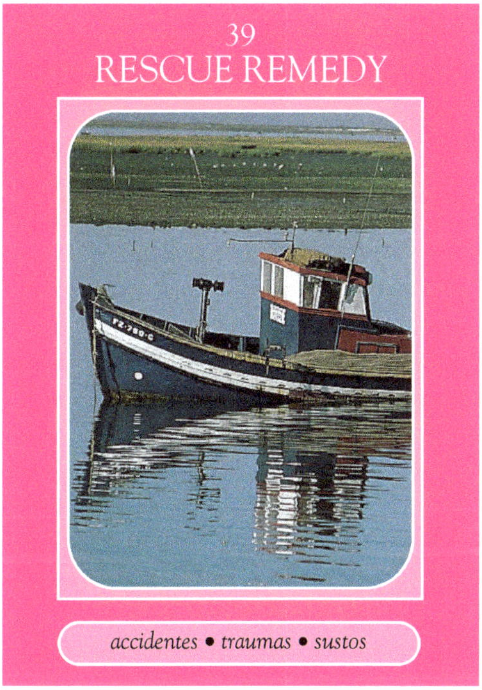

Descripción de la carta:

la carta nos señala que necesitamos el remedio de emergencia para volver a navegar con seguridad por las aguas de la vida

Estado negativo:

para quien se encuentra en situación de emergencia

— accidentes
— malestares repentinos
— sustos
— caídas
— pequeñas lesiones
— quemaduras
— traumas
— *shocks*
— socorro a los demás

Estado equilibrado:

activación de los propios recursos

— calma
— serenidad, tranquilidad
— aceptación

Color de fondo:
blanco

FRASE POSITIVA

•

me relaciono con mi yo superior
y acepto los acontecimientos

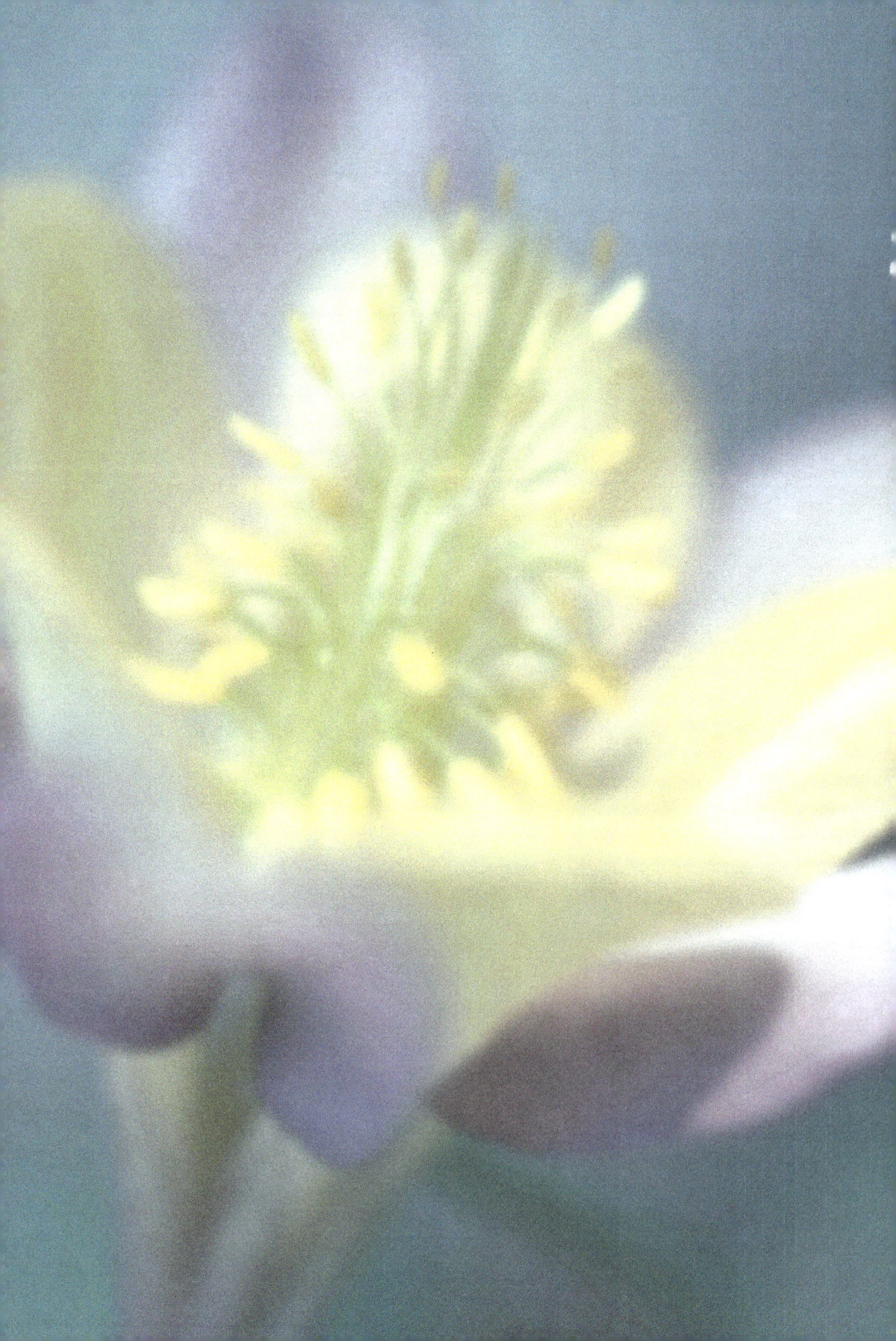

CUARTA PARTE

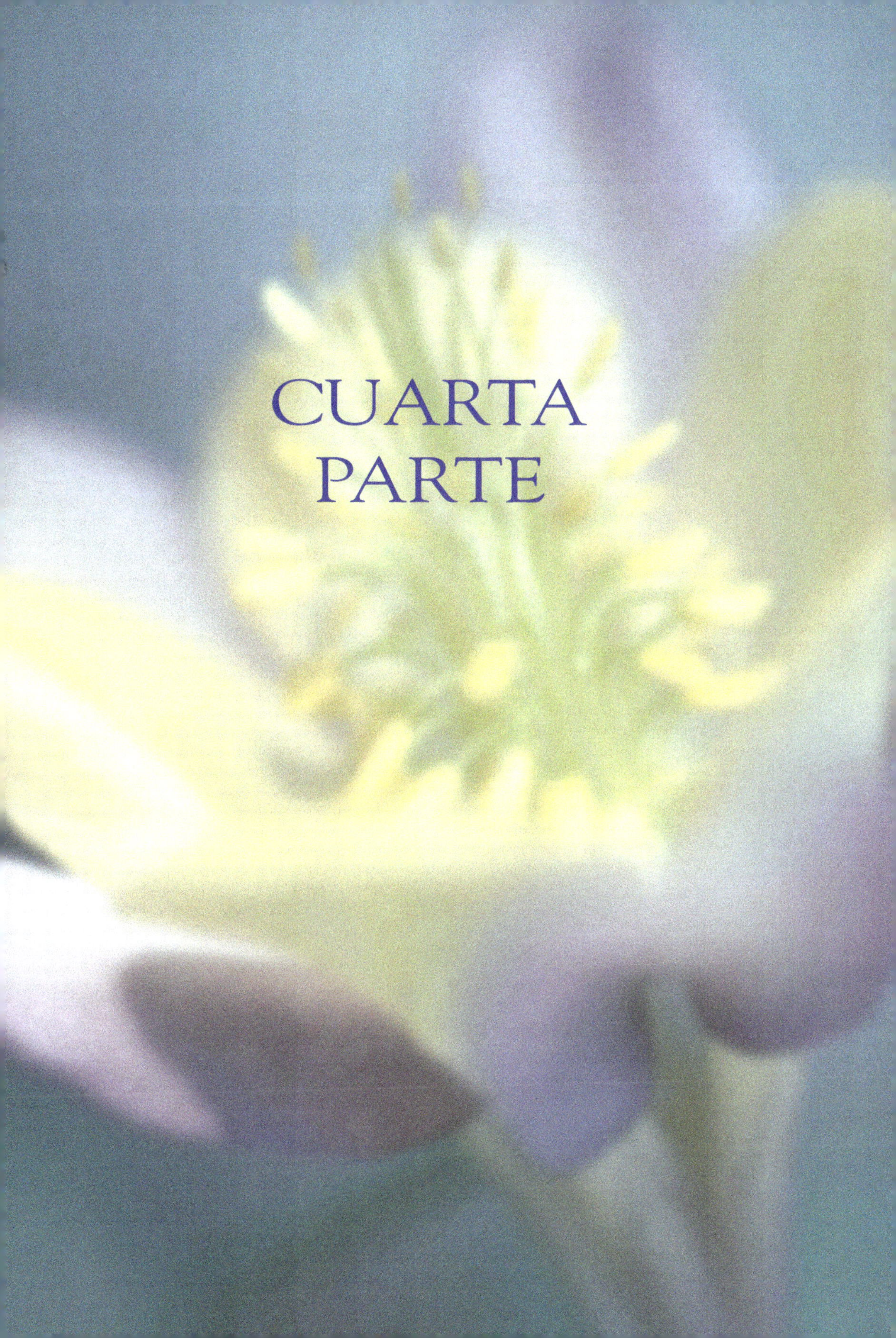

El embarazo, los recién nacidos y los niños

Ser padres es hoy en día más difícil que nunca. Y aun así, si utilizáramos nuestro amor —esa reserva infinita que puede crecer en nuestro interior, día a día, paso a paso— todo nos parecería más fácil.

Para evitar equívocos, reproducimos lo que pensaba el doctor Bach respecto al concepto del amor, tal como lo expresó el 13 de diciembre de 1933:

Lo que llamamos «amor» es una combinación de odio y avidez, es decir, el temor de perder algo y desearlo aún más. Así, lo que llamamos «amor» más bien debería calificarse como «ignorancia».

El amor real debería ir mucho más allá de nuestra comprensión, ya que es algo extraordinario, el olvido total de uno mismo, la pérdida de la individualidad en la Unidad, la asimilación de la personalidad al Todo.

Por lo tanto, el amor parece algo opuesto por completo al yo.

Cuando comprendamos este concepto, podremos entender las enseñanzas de Cristo y dejaremos de necesitar parábolas.

En cierto sentido, se diría que en el amor se unen servicio y sabiduría.

Lo que llamamos «amor» se refiere a quien nos da porque colma nuestro deseo de avidez, y lo que llamamos «odio», a quien nos quita y estimula nuestro miedo a perder.

Ser padres quiere decir ser completamente conscientes de que estamos otorgando a un alma la posibilidad de permanecer en esta tierra para alcanzar sus objetivos, y que, para lograrlo, debe llevar a cabo su propio desarrollo a través de un cuerpo.

Así, esta alma debe recibir ayuda y auxilio para alcanzar este propósito, aunque se trate de objetivos distintos a los que habríamos querido. Objetivos terrenales contra objetivos celestiales. De este modo, la cuestión ni siquiera debería llegar a plantearse.

Y aun así, ¿cuántos niños han sido víctimas de abusos, vejaciones y daños psicológicos porque no se adaptan a su familia o porque no se comportan como habían previsto sus padres?

El niño de hoy en día, que ha nacido en el umbral de la tan esperada Era de Acuario, es un niño especial, dado que es el mensajero de la Nueva Era.

Se ha dicho que, en la actualidad, muchas almas se están encarnando con un objetivo muy preciso y que han sido llamadas desde todos los rincones del universo para llevar su mensaje a la Tierra; así como nuestras vibraciones están cambiando rápidamente para adecuarse a lo que se está preparando, los niños que nacen como fruto de la experiencia de muchas vidas se inscriben en esta vibración y, por tanto, son capaces de llevar a cabo su misión a un nivel más elevado: almas antiguas, maestros, curanderos, guías.

Niños que nacen con un equilibrio perfecto, niños normales que expresan con inocencia una forma de sentir y percibir distinta, más consciente, natural y de acuerdo con la fuente universal.

Nos corresponde a nosotros hacernos conscientes de que algo muy profundo está cambiando. Un río imparable que privilegia el sentimiento, la percepción y el contacto con la fuente interna.

Para ellos, este es el momento de crecer y prepararse.

Estos niños necesitan recibir ayuda para ser ellos mismos, lo que significa apoyarlos durante los primeros años de vida con una guía segura y firme, utilizando remedios que mantengan intactas sus condiciones espirituales originarias, las que les hicieron decidir su retorno a la tierra.

... Si escucháramos y obedeciésemos a nuestros deseos, sin dejarnos influir por ninguna otra personalidad, iríamos siempre bien encaminados en la buena dirección, tanto por el sendero que nos conduce hacia nuestro progreso como para consagrar nuestra vida a ayudar a los demás...
(E. Bach)

La tarea de los padres es realmente ardua y exige mucha atención, delicadeza y sensibilidad, además de la capacidad de intervenir con amor cuando creamos percibir los signos de un desequilibrio. Es indudable que resulta mucho más fácil restablecer el equilibrio en los niños, ya que aún no han podido sedimentar los problemas acumulados.

Pero vayamos por orden, empezando por el periodo de gestación.

El embarazo

Utilizar las flores de Bach durante este periodo significa obtener un resultado doble, incluso triple del esperado.

De hecho, implica mantener el equilibrio tanto de la madre como del feto y, lo que es tanto o más importante, establecer cuanto antes una relación armónica entre madre e hijo. Una relación de naturaleza distinta, basada en el equilibrio de las vibraciones a las que el niño es especialmente sensible, dado que vive en simbiosis con la madre y, por lo tanto, está más expuesto a sufrir descompensaciones energéticas.

Así pues, teniendo siempre en cuenta que el diagnóstico personal no cambia en función del embarazo, y por lo tanto son aconsejables las mismas flores que se tomarían en otros periodos específicos de la vida, se indican a continuación algunos remedios particulares que pueden ser utilizados con preferencia durante la gestación.

- Walnut: *para el cambio de estado*
- Scleranthus: *para las náuseas*
- Wild Rose: *en caso de gestación difícil*
- Red Chestnut: *para la preocupación excesiva*
- Mimulus: *para el miedo al parto*
- Rock Rose: *contra el pánico*
- Impatiens: *para la impaciencia al acercarse el parto*
- Vervain: *contra la tensión*
- Rescue Remedy: *antes del parto y durante las contracciones*
- Star of Bethlehem: *a lo largo del puerperio*

Los recién nacidos

También los recién nacidos necesitan flores, al igual que todos los demás seres. Por otro lado, toda madre sabe que hay bebés coléricos, otros perezosos, otros demasiado impacientes y aun otros con buen humor.

¿Cómo podemos averiguar cuál es la flor adecuada para cada uno?

Ante todo, con un mínimo de experiencia, toda madre es capaz de comprender el estado de ánimo de su hijo sin necesidad de palabras. Si aun así tenemos dudas, podemos recurrir a alguno de los métodos intuitivos, optando por aquel con el que nos sintamos más cómodos.

Podemos incluso hacer una prueba, poniendo junto a la cabecita del bebé cada uno de los frasquitos indicados y observar cómo reacciona. En algunos casos manifestará indiferencia y en otros molestia o bien alegría. Como es lógico, elegiremos los que han suscitado su interés, que habrá manifestado sonriendo o balbuceando.

Respecto a la dosificación, no es distinta de la que hemos señalado para los adultos. Podemos verter dos gotas del remedio directamente en el biberón.

Ciertos terapeutas consideran que no es aconsejable mezclar más de tres flores a la vez antes del primer año de vida. Trataremos de guiarnos por el sentido común y en función de las necesidades. Hay que tener en cuenta, además, que debemos cambiar las flores con frecuencia, porque los niños no necesitan tratamientos muy prolongados. Así que tendremos que aprender a ser más sensibles a sus cambios de humor y basarnos en ellos. Esta sensibilidad es particularmente útil en caso de enfermedad, ya que incluso nos permite cambiar las flores en el transcurso de pocas horas para adecuarnos continuamente al estado del pequeño.

Es aconsejable no utilizar alcohol en los preparados infantiles. Tampoco hay que olvidar que si la madre que da el pecho consume flores, estas pasarán al niño a través de la leche materna. Por lo tanto, es útil suministrar al neonato la misma flor ya utilizada por la madre.

A continuación, se dan algunas indicaciones sobre aquellas situaciones más comunes:

- Star of Bethlehem: *para superar el trauma neonatal*
- Olive: *para los prematuros*
- Clematis: *para quien duerme demasiado*
- Impatiens: *si chilla para llamar la atención*
- Chicory: *si se tranquiliza sólo después de darle el pecho*
- Scleranthus: *para los bebés muy agitados*
- Mimulus: *si se asusta con facilidad*
- Rescue Remedy: *para los cólicos gaseosos y cualquier situación de emergencia*

Los niños

Como ya se ha dicho, los niños reaccionan antes porque, en comparación con los adultos, están sometidos a menores condicionamientos y oponen una resistencia mental menor.

También los niños muy pequeños pueden elegir por sí mismos la esencia idónea y tienden a no abandonarla hasta que dejan de necesitarla. En ocasiones, son los propios niños quienes piden las gotas y, en cualquier caso, siempre están dispuestos a consumirlas de buen grado.

No debemos llamarlas «medicinas» porque no lo son, sino más bien «gotas milagrosas», «gotas especiales de mamá» o con cualquier otro nombre cariñoso o simpático que se nos puede ocurrir. Como puede verse, no hay límites para la fantasía y el juego, y comprobaremos cómo los niños siempre están dispuestos a jugar con nosotros.

Nos sorprenderemos ante los resultados que se obtienen en poco tiempo, y nunca nos cansaremos de subrayar la importancia que tiene para los niños empezar a tomar flores lo antes posible. Esto les permitirá ser más receptivos y abiertos a las lecciones de la vida, inevitables para todos, potenciando una serenidad de ánimo que les será de gran valor en los años sucesivos.

Hay que recordar además que, cuando nuestro hijo vuelva a casa de la guardería o del colegio con aire abatido y nos preguntemos si no estará incubando alguna enfermedad, en lugar de limitarnos a observarlo podemos suministrarle unas gotas de Rescue Remedy y esperaremos sus reacciones. Puede que todo vuelva a su sitio, y entonces todo habrá quedado en un malestar pasajero; pero si, por el contrario, la enfermedad hace acto de presencia, querrá decir que nuestra intervención habrá logrado acelerar el proceso y estimular una curación más rápida.

Los niños pueden utilizar prácticamente todas las flores, en función de su estado de ánimo. Ya se han proporcionado algunas indicaciones más concretas en las fichas descriptivas de los remedios; a continuación, sin embargo, reproducimos la lista de los remedios para las situaciones más corrientes.

- Clematis: *para los abúlicos y soñadores*
- Aspen: *para quien no puede dormir con la luz apagada*
- Chicory: *si se aferran a la madre posesivamente*
- Hornbeam: *si les cuesta levantarse por la mañana*
- Cherry Plum, Impatiens, Mimulus: *contra la tartamudez*
- Impatiens: *si lloriquean cuando la madre está atareada*
- Holly: *para la cólera*
- Gentian: *durante la convalecencia*
- Walnut: *durante la dentición*
- Cherry Plum: *contra la enuresis nocturna*
- Beech: *para los pendencieros*
- Rock Rose: *contra el miedo posterior a una pesadilla*
- Chestnut Bud: *para niños problemáticos*
- Star of Bethlehem: *para los traumas físicos y psíquicos*
- Rescue Remedy: *para todas las situaciones de emergencia y de primeros auxilios*

Las plantas y los animales

También las plantas y los animales pueden obtener un gran beneficio de la terapia floral, lo que constituye la mejor prueba ante quienes creen que la floriterapia ejerce únicamente un efecto placebo. ¿Placebo con los animales y las plantas? ¡Parece un tanto increíble!

Las plantas

Hoy en día ya se ha aceptado que las plantas pueden sufrir estados de *shock*, cansancio e incluso miedo. Muchos de quienes se ocupan de jardinería saben que el mundo de las plantas es mucho más sorprendente de lo que cabe esperar en un primer momento. No obstante, también pueden emplearse diferentes combinaciones de remedios. Pondremos diez gotas de esencia directamente en el agua de la regadera y aplicaremos el tratamiento unos diez días. Observaremos la reacción de las plantas y después cambiaremos la esencia si detectamos un cambio de condición. Los remedios indicados para las situaciones que se producen con más frecuencia son los siguientes:

- Star of Bethlehem: *para cualquier* shock *(trasplante, poda, falta de agua)*
- Hornbeam: *para el estrés del crecimiento*
- Walnut: *para los cambios (incluso de ambiente)*
- Crab Apple: *contra los parásitos*
- Agrimony: *para un sufrimiento genérico*
- Wild Rose: *para favorecer el enraizamiento*
- Olive: *tras la germinación*
- Rescue Remedy: *en todas las situaciones de emergencia*

Los animales

Así como ocurre con los niños, a los animales les basta muy poco para cambiar. Ingenuos, abiertos, los animales se nos entregan con confianza y, al mismo tiempo, son capaces de reconocer lo que les favorece. ¡Tratemos de suministrarles una flor que no necesitan y nos sorprenderá comprobar cómo nos dan a entender que nos hemos equivocado! Por contra, si damos con la flor o la mezcla adecuadas, nos lo agradecerán y en poco tiempo podremos apreciar los cambios.

Para elegir cuál es la flor adecuada para el animal, basta con observarlo. Nadie conoce mejor a un animal que su amo. A veces, incluso, los animales y los dueños llegan a necesitar las mismas flores. Aunque estamos hablando de pequeñas mascotas, ciertos terapeutas han utilizado las flores con animales silvestres, como pájaros y ardillas, y no faltan veterinarios que las adoptan como terapia para otros de gran tamaño.

Por lo que respecta a perros y gatos, las dosis son idénticas a las de los humanos; podemos poner las gotas en el plato de la comida o directamente en la boca del animal. Aunque casi todas las flores se adaptan a los animales, a continuación se indican las más usadas:

- Heather: *si el perro ladra continuamente*
- Clematis: *si el animal se muestra apático*
- Holly: *ante una agresividad excesiva*
- Mimulus: *para el miedo*
- Star of Bethlehem: *en caso de traumas*
- Crab Apple: *contra la parasitosis*
- Chicory: *si el perro aúlla sin motivo*
- Rescue Remedy: *para todas las situaciones de emergencia y primeros auxilios (accidentes, operaciones, mordeduras, etc.)*

LAS COMBINACIONES MÁS UTILIZADAS

La floriterapia es una terapia claramente individual que parte del principio de que cada persona es un caso particular y debe ser considerado como tal.

Además del Rescue Remedy, legado por el doctor Bach, hay combinaciones de remedios que se consideran particularmente eficaces. A continuación se presenta una relación de las más conocidas, recordando que su eficacia sólo depende de la correspondencia entre los remedios propuestos y el carácter de cada persona.

Obviamente, los remedios pueden ser sustituidos, teniendo en cuenta siempre la perspectiva que los ha inspirado.

EXÁMENES

Chestnut Bud, Clematis, Elm, Gentian, Larch

Esta combinación puede utilizarse también para afrontar entrevistas de trabajo, conferencias, reuniones o situaciones en las que la implicación emocional sea comparable a la de un examen.

Empezaremos a tomarla unos días antes y seguiremos unos días después de la prueba, en varias tomas.

- Chestnut Bud: *para favorecer la concentración*
- Clematis: *para quien sufre amnesia*
- Elm: *para combatir la sensación de no estar a la altura*
- Gentian: *para contrarrestar el desánimo*
- Larch: *para aumentar la confianza en uno mismo*

MAREOS

Rescue Remedy, Scleranthus

Se puede empezar a tomar un día antes al viaje y seguir después aumentando la dosis.

- Rescue Remedy: *contra la agitación*
- Scleranthus: *para el equilibrio y para adaptarse a situaciones transitorias, como un viaje*

ASISTENCIA

Crab Apple, Impatiens, Vervain, Walnut

Se toma durante el periodo en el que se asiste a un enfermo.

- Crab Apple: *con el fin de mantener el equilibrio*
- Impatiens: *para desarrollar la comprensión y la paciencia*
- Vervain: *para canalizar la propia energía*
- Walnut: *para protegerse de interferencias ambientales*

Para tomar decisiones importantes

Cerato, Elm, Scleranthus, Wild Oat

Esta combinación también resulta útil cuando debemos afrontar un cambio profesional o cuando los hijos deben decidir qué estudios van a cursar en el futuro. Se toma unas días antes de tomar la decisión definitiva.

- Cerato: *para alimentar la propia confianza*
- Elm: *para sentirse a la altura*
- Scleranthus: *para favorecer la decisión*
- Wild Oat: *para determinar la propia dirección*

En las dietas

Elm, Impatiens, Walnut, Wild Oat

Esta combinación nos ayuda a seguir una dieta. Se toma varias veces al día, sobre todo cuando tememos no respetarla.

- Elm: *para combatir el miedo a no conseguirlo*
- Impatiens: *para atenuar la irritación*
- Walnut: *para favorecer el cambio de hábitos*
- Wild Oat: *para mantener nuestros objetivos*

En caso necesario, se puede añadir:

- Scleranthus: *para estabilizar el humor*

Los remedios del doctor Bach y su compatibilidad con otras terapias alternativas

Las esencias de las flores son compatibles con otras terapias alternativas o incluso aumentan sus efectos al combinarlas, pese a que por sí mismas son autosuficientes. Con ciertas terapias que inciden sobre el sistema energético, como el *reiki*, el aura soma o la cristaloterapia, las flores se relacionan particularmente bien, mientras que con otras pueden ser un apoyo terapéutico.

Se facilitan a continuación algunas terapias y su compatibilidad con las flores.

Terapia	***Utilización de las flores***
Acupuntura	como apoyo de la terapia
Aura soma	como integración para favorecer la eliminación de los obstáculos emocionales
Cristaloterapia	como integración para disolver los bloqueos energéticos
Masaje chino	para estabilizar la terapia
Osteopatía energética	como apoyo de la terapia
Rebalancing	para estabilizar la terapia
Reiki	como apoyo de la terapia
Reflexología podal	para estabilizar la terapia
Shiatsu	como apoyo de la terapia
Técnicas respiratorias	como apoyo de la terapia

Preguntas y respuestas

He tomado las flores y no me han hecho ningún efecto. ¿Qué hago?

Si tras tomar durante dos o tres semanas el remedio o la combinación de remedios elegidos no apreciamos ningún efecto, las causas del fracaso del tratamiento pueden ser de diverso orden, por ejemplo:

- *La mezcla no era la adecuada:* comparemos nuestros síntomas con las descripciones o bien, si hemos usado el método del test, probemos con el intuitivo.
- *Las expectativas eran exageradas:* se tiende a veces a no apreciar los pequeños cambios que se producen y a olvidar el malestar que nos ha llevado a recurrir a las flores.
- *Falta de una disposición real que cambiar:* en realidad, la disposición es sólo aparente, mientras que en nuestro interior seguimos conservando una actitud cerrada.

He tomado las flores y me parece que me siento aún peor.

Puede ocurrir que, durante los primeros días, nos sintamos peor que antes. Esto significa que están aflorando problemas antiguos y que necesitamos un poco de tiempo para reequilibrarnos. Pasados unos días, deberíamos empezar a percibir un cambio sustancial. De no ser así, quiere decir que aún no estamos preparados para enfrentarnos a nuestro problema. Por lo tanto, vale la pena revisar nuestra elección de las flores o tratar de disminuir el número diario de dosis (por ejemplo, dos veces en lugar de cuatro).

Si, al tomar las flores, se produce una rápida mejoría de nuestro estado de ánimo negativo, ¿qué debo hacer?

En este caso, se aconseja reducir la posología a dos o tres tomas diarias, o incluso a una sola si la mejoría se prolonga, y continuar así hasta que no desaparezcan todos los síntomas, ya sean físicos o psíquicos.

En caso de que una vez desaparecidos los síntomas psíquicos, persistan aún los físicos, ¿qué debo hacer?

Es conveniente visitar a un especialista. Esto es así porque, como ya se ha dicho, las flores de Bach actúan en un plano distinto al físico. Por lo tanto, a pesar de que pueden eliminarse malestares antiguos, este efecto no se da por descontado. De hecho, primero enfermamos del campo energético y después el malestar se instala en el físico. En este punto, el daño ya está hecho, y es recomendable afrontarlo con una terapia médica, sin dejar de analizar el daño emotivo para no recaer de nuevo.

Cuando elegimos las flores para otra persona, ¿hay que dejar intervenir una parte de juicio y, por tanto, de crítica?

Si partimos del principio de que, durante la vida, cada cual encuentra obstáculos y que, al optar por superarlos, estamos dando un paso adelante en nuestro crecimiento espiritual, no puede intervenir el juicio, sino únicamente la comprensión y el análisis objetivo que permita que la otra persona trabaje sobre sus malestares.

¿Es posible que las flores tengan efectos secundarios?

Hasta ahora, no se han descrito efectos secundarios ni interacciones con otros fármacos.

Si, al preparar la combinación de flores, cae una gota de más del remedio original, ¿qué debo hacer?

Nada. Se puede utilizar igualmente la mezcla, porque no hay riesgo de sobredosis. Como máximo, habremos derrochado una gota.

He utilizado más gotas de las indicadas para obtener un efecto más rápido y eficaz. ¿He hecho bien?

No. Es una forma equivocada de proceder, porque sabemos que la dosificación correcta de las flores es la que nos estableció el doctor Bach y ha sido confirmada en experimentos posteriores. Por tanto, está comprobado que las dosis indicadas son las idóneas. Aumentar las dosis significa echar a perder el remedio sin por ello obtener resultados distintos a los que obtendríamos con una dosificación correcta.

Se me ha recomendado que tome cuatro gotas del remedio cuatro veces al día. Pero siento la necesidad de tomar más. ¿Qué debo hacer?

Obedecer a su instinto. Si sentimos la necesidad de tomar las gotas varias veces al día, podemos hacerlo. Esto significa que el remedio está haciendo efecto y por ello sentimos la necesidad de acelerar el proceso. Con el tiempo reduciremos el número de tomas hasta dejar de necesitarlas.

Si me reconozco en más de una flor, ¿qué debo hacer?

Como se explica en el capítulo dedicado a la dosificación (véase pág. 23), se pueden tomar varias flores diluyéndolas en un único frasquito. Allí se explica cómo deben «combinarse los remedios». Al principio es aconsejable no juntar más de cuatro remedios; no porque pueda resultar perjudicial (ya que, como se ha dicho, no hay riesgo de sobredosis ni combinaciones erradas), sino porque es preferible tratar de equilibrar pocos malestares a la vez, y aprender al mismo tiempo a escucharnos a nosotros mismos; ya nos ocuparemos después de una nueva combinación de remedios.

Esta es la razón principal por la que se utilizan las cartas. De hecho, nos ayudan a identificar los síntomas del momento, los que podemos considerar más urgentes, y a desarrollar la intuición.

Resumen de las propiedades de las flores de Bach

1. Agrimony

Indicaciones
Cuando se tiene la tendencia a encerrarse en uno mismo, a no confiar a los demás los propios problemas o a ceder a la voluntad ajena por temor a perder su afecto.

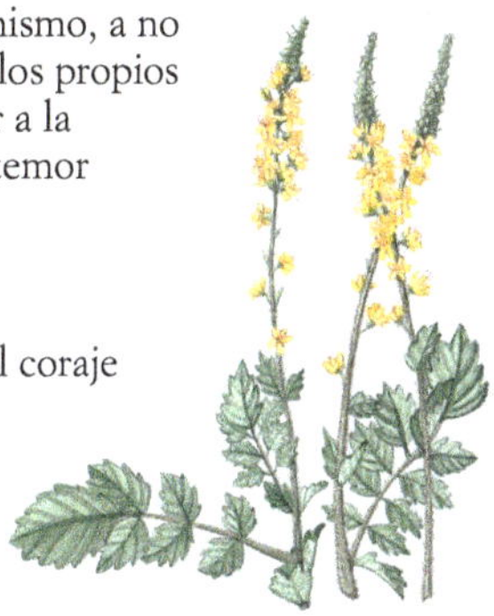

Efectos
Permite recuperar el coraje de ser uno mismo y medirse con los demás sin esconderse.

Síntomas
Tics nerviosos, anorexia, bulimia, dependencia de alcohol o de los psicofármacos.

2. Aspen

Indicaciones
Contra angustias repentinas, miedos, presentimientos y pesadillas.

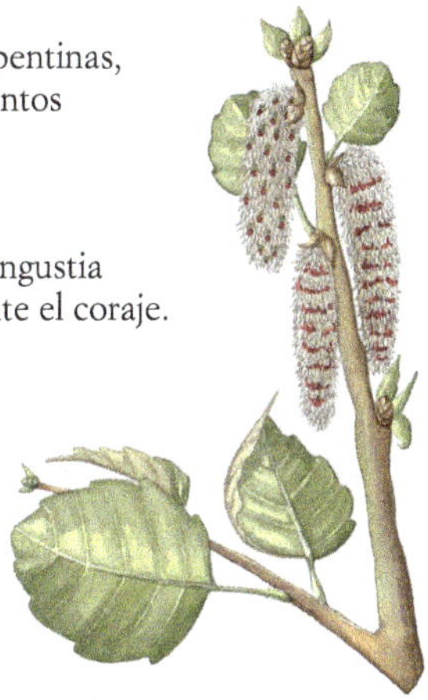

Efectos
Permite superar la angustia y los miedos mediante el coraje.

Síntomas
Sudoración durante el sueño, taquicardia, náuseas y disfunciones sexuales.

3. Beech

Indicaciones
En los casos de intolerancia, arrogancia y exceso de crítica hacia los demás.

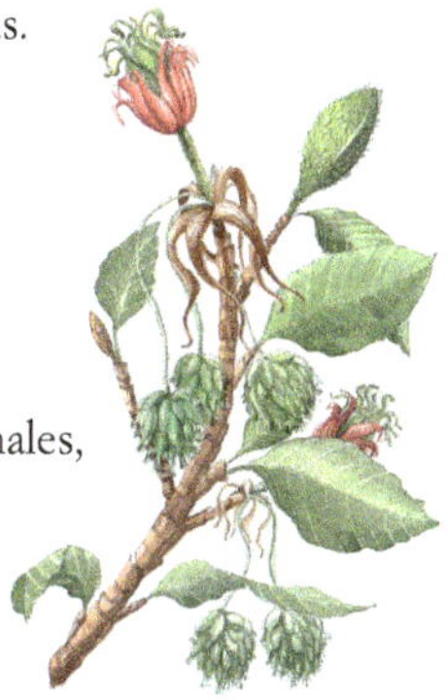

Efectos
Permite ser menos severo y más tolerante y optimista.

Síntomas
Trastornos gastrointestinales, deseo de alimentos excitantes, descontento y dolor en las articulaciones.

4. Centaury

Indicaciones
Cuando se es incapaz de imponerse a los demás, se tiende a la sumisión y a ceder a la voluntad ajena.

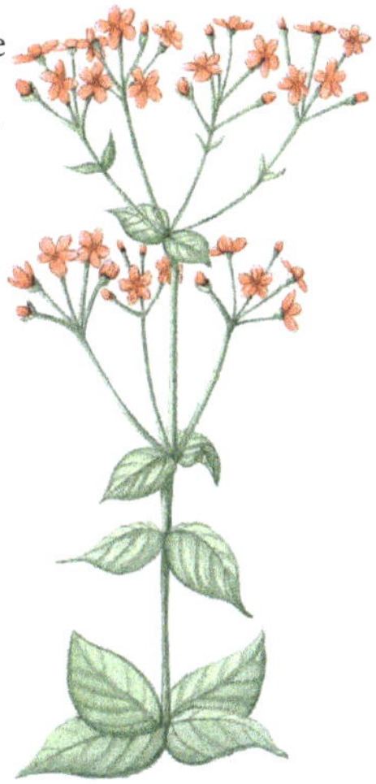

Efectos
Permite afirmar la propia personalidad y tener una actitud equilibrada hacia los demás.

Síntomas
Agotamiento, sensación de cansancio y palidez.

5. CERATO

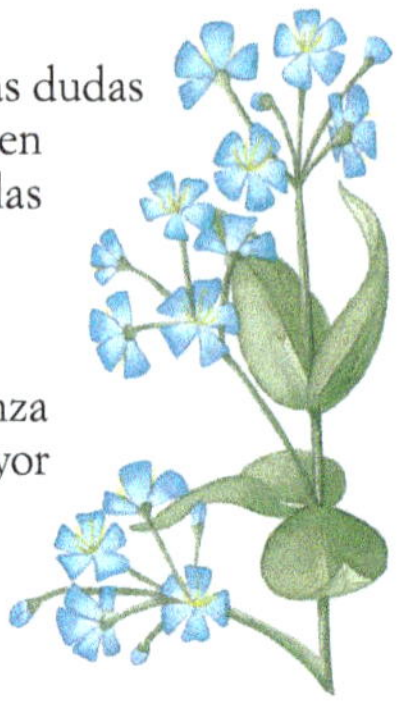

Indicaciones
Cuando se albergan excesivas dudas sobre las decisiones que deben tomarse y se tiende a seguir las opiniones ajenas.

Efectos
Confiere seguridad y confianza en uno mismo, así como mayor equilibrio al tomar decisiones.

Síntomas
Ansiedad, estrés.

6. CHERRY PLUM

Indicaciones
Cuando se teme perder el control o se sufren accesos repentinos de ira.

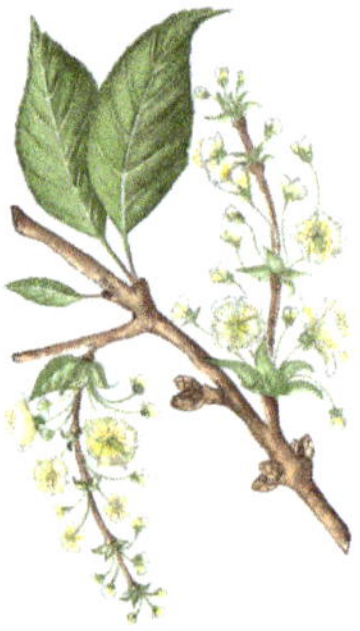

Efectos
Ayuda a recuperar el equilibrio y a establecer una relación óptima con el inconsciente. Permite relajarse y desarrollar armónicamente la propia personalidad.

Síntomas
Calma aparente, agresividad.

7. CHESNUT BUD

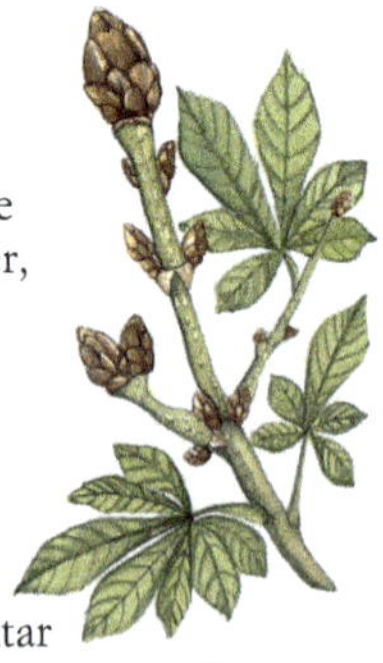

Indicaciones
Cuando se tiende a repetir los mismos errores y se carece de la capacidad para aprender, madurar y atesorar la experiencia.

Efectos
Ayuda a olvidar los aspectos negativos de las experiencias vividas y a afrontar la vida con interés renovado y en armonía.

Síntomas
Dolor de cabeza, gastritis, apatía, tendencia a padecer las mismas dolencias.

8. CHICORY

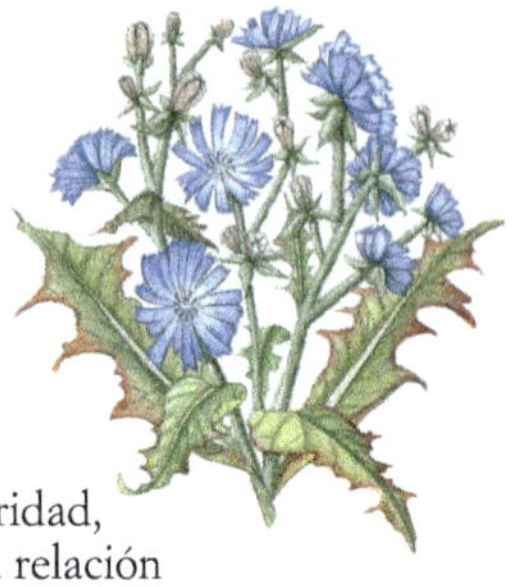

Indicaciones
Carácter posesivo, celoso y exigente respecto a las personas queridas.

Efectos
Al disminuir la inseguridad, ayuda a mantener una relación menos posesiva con los demás.

Síntomas
Enfermedades psicosomáticas, depresión y trastornos coronarios.

9. CLEMATIS

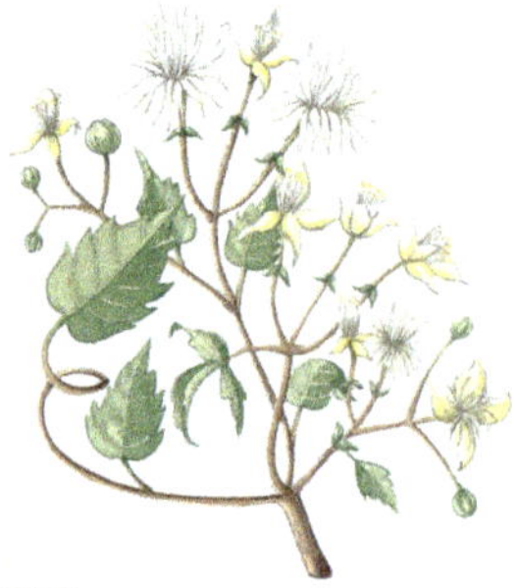

Indicaciones
Desinterés por el presente y evasión hacia un mundo de sueños mucho más seguro que la realidad.

Efectos
Se mantiene una relación más serena con la realidad, contemplándola con una mayor profundidad.

Síntomas
Trastornos de la memoria y del equilibrio, distracción, manos sudorosas y desmayos.

10. CRAB APPLE

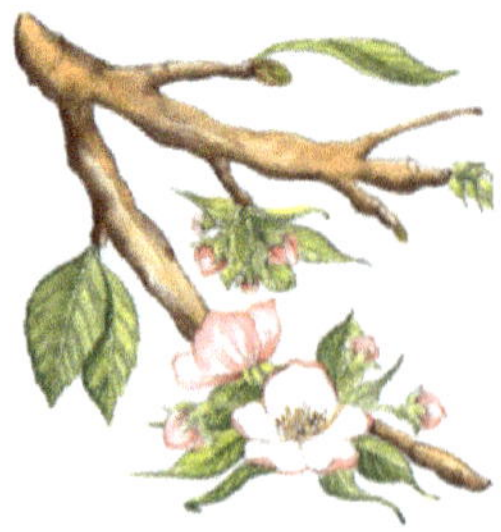

Indicaciones
Cuando se siente la necesidad de purificarse interiormente, por intoxicación o ante la repugnancia provocada por un animal, un suceso o un objeto.

Efectos
Induce una buena aceptación de uno mismo, de los propios defectos y de todas las funciones del cuerpo.

Síntomas
Miedo a las enfermedades, intoxicaciones, alergias y problemas cutáneos.

11. Elm

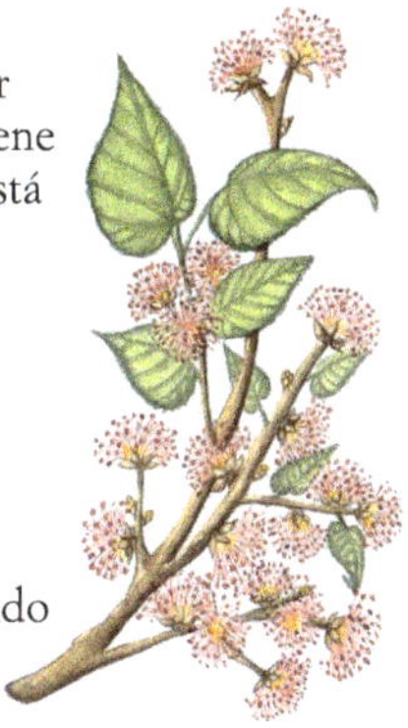

Indicaciones
Cuando se está cansado por un exceso de trabajo y se tiene la sensación de que no se está a la altura de la situación ni de las responsabilidades.

Efectos
Confiere confianza en las propias capacidades y posibilidades. Otorga el deseo de actuar, manteniendo una actitud equilibrada.

Síntomas
Trastornos psicosomáticos, nerviosismo, sensación de malestar.

12. Gentian

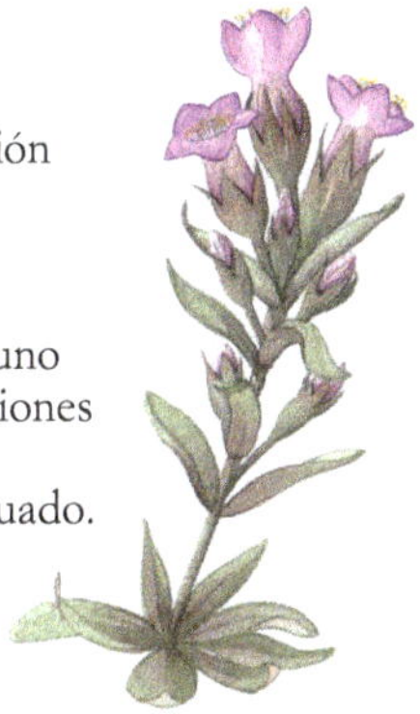

Indicaciones
En caso de desaliento, inseguridad, desmoralización o tendencia al pesimismo.

Efectos
Devuelve la confianza en uno mismo para superar situaciones difíciles y restablece un equilibrio psicofísico adecuado.

Síntomas
Mal humor, depresión y pesimismo.

13. Gorse

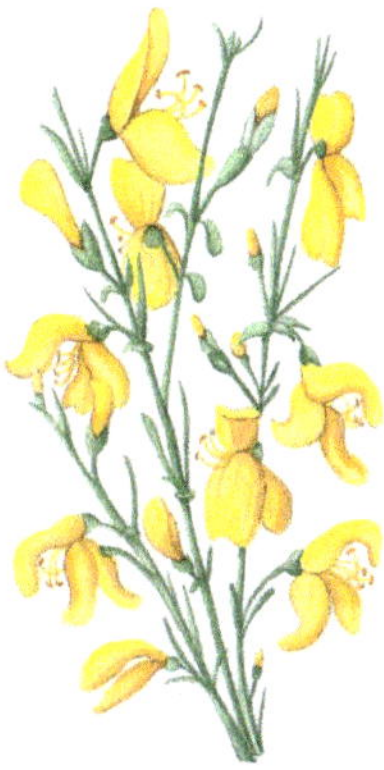

Indicaciones
Ante el desánimo provocado por sucesos dolorosos, enfermedades o despidos.

Efectos
Otorga aceptación y fuerza para afrontar la situación y esperanza en una evolución positiva.

Síntomas
Palidez, indiferencia y trastornos crónicos.

14. Heather

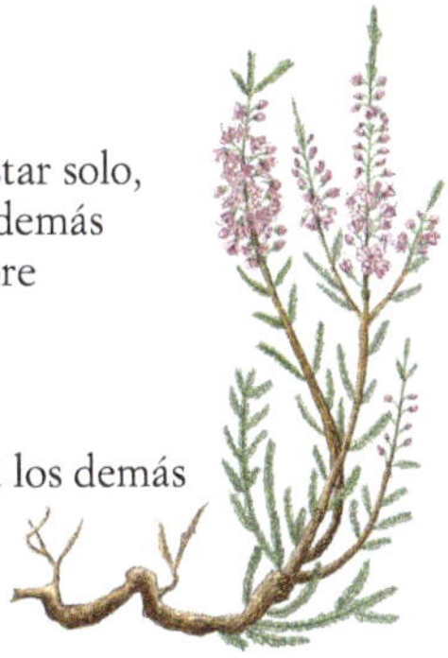

Indicaciones
Cuando, por miedo a estar solo, se tiende a cansar a los demás con largos discursos sobre los problemas propios.

Efectos
Se aprende a escuchar a los demás y se deja de temer la soledad.

Síntomas
Trastornos imaginarios, insomnio, claustrofobia, pusilanimidad.

15. Holly

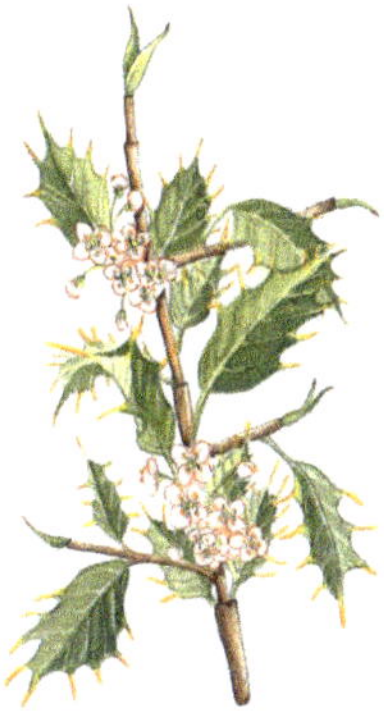

Indicaciones
Cuando se alimentan sentimientos de envidia y celos, se es desconfiado y posesivo o se tiene miedo al sufrimiento.

Efectos
Permite experimentar la apertura del corazón e interrelacionarse con los demás, aceptándolos con amor.

Síntomas
Relaciones difíciles con los demás, depresión, insomnio y miedo a ser excluidos.

16. Honeysuckle

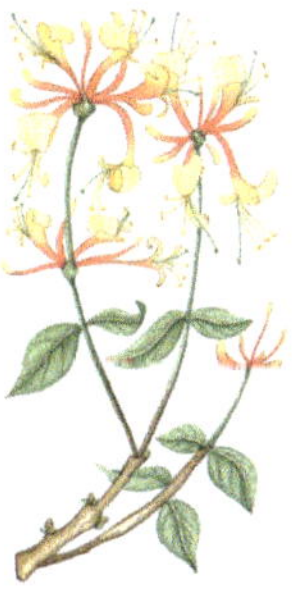

Indicaciones
Cuando se añora el pasado, se sufre por rupturas sentimentales o por un alejamiento forzoso de lugares y seres queridos, o se tiene un sentimiento de frustración por no haber realizado algún proyecto.

Efectos
Permite mirar el pasado con serenidad y establecer una buena relación con el presente.

Síntomas
Crisis de llanto, somnolencia, depresión, apatía.

17. Hornbeam

Indicaciones
Cuando estamos cansados mentalmente o no nos sentimos con fuerzas a causa de una rutina excesiva.

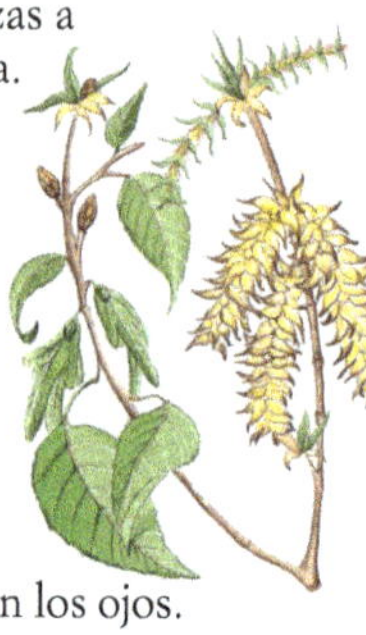

Efectos
Se adquiere vivacidad y energía para afrontar la vida cotidiana.

Síntomas
Cansancio mental, dificultades para levantarse por la mañana, quemazón en los ojos.

18. Impatiens

Indicaciones
Cuando se sufre impaciencia, irritabilidad, exceso de actividad e intolerancia ante la lentitud de los demás.

Efectos
Relaja y se gana en espontaneidad y aceptación del ritmo ajeno.

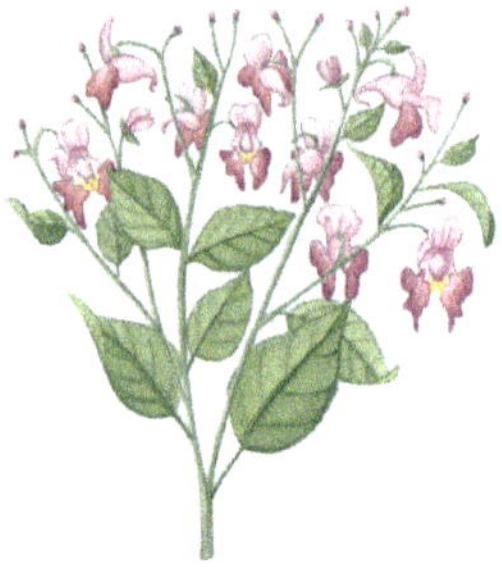

Síntomas
Tensiones musculares, trastornos digestivos o insomnio.

19. Larch

Indicaciones
Cuando no se confía en uno mismo, se siente inferior, desalentado y teme fracasar.

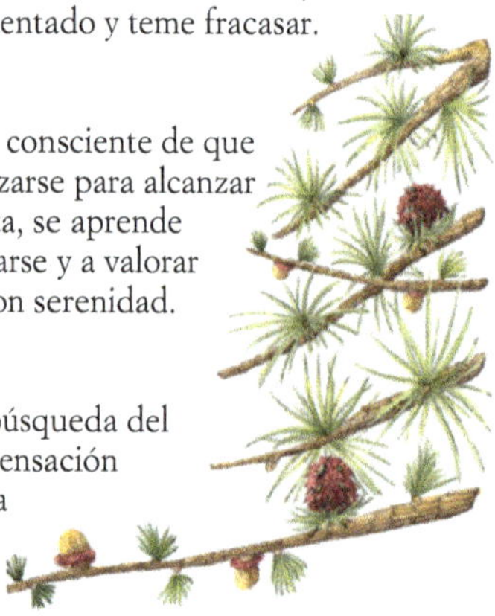

Efectos
Una vez se es consciente de que hay que esforzarse para alcanzar cualquier meta, se aprende a no desalentarse y a valorar la situación con serenidad.

Síntomas
Mal humor, búsqueda del aislamiento, sensación de impotencia y problemas sexuales.

20. Mimulus

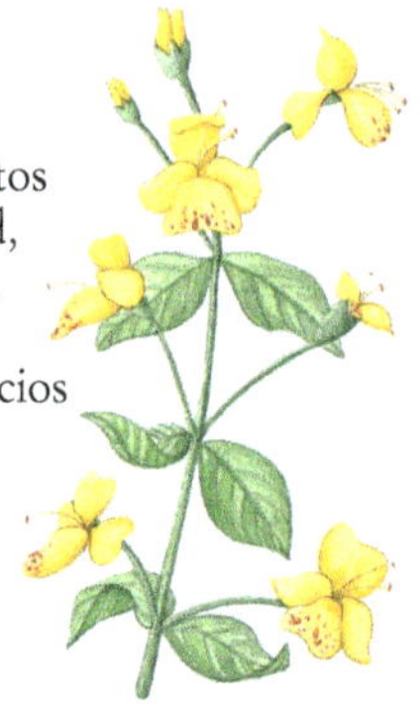

Indicaciones
En caso de miedos concretos y conocidos: a la oscuridad, al dolor, a ciertos insectos, a los lugares cerrados o, por el contrario, a los espacios abiertos.

Efectos
Se reacciona con mayor serenidad y equilibrio.

Síntomas
Timidez, tartamudez, sudoración excesiva o vértigo.

21. Mustard

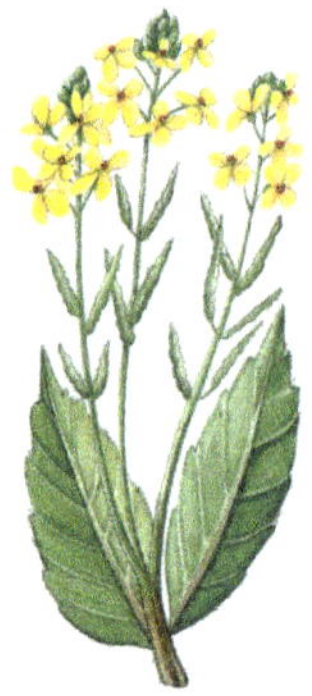

Indicaciones
Cuando se sufre melancolía injustificada, depresiones y se tiende a la introversión.

Efectos
Devuelve la capacidad de afrontar con equilibrio los altibajos de la vida.

Síntomas
Lentitud de reflejos, opresión y dificultad para llorar.

22. Oak

Indicaciones
Cuando el ritmo de trabajo es alienante y no permite que el cuerpo emita señales de cansancio.

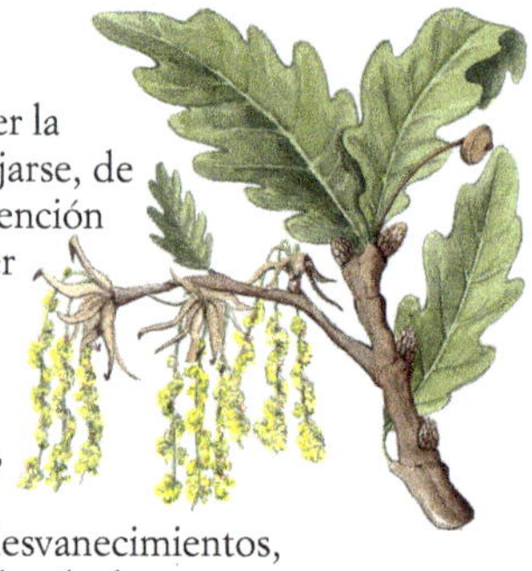

Efectos
Ayuda a comprender la importancia de relajarse, de prestar la debida atención al descanso, para ser eficientes.

Síntomas
Dolores de espalda, colapsos nerviosos, manos sudorosas, desvanecimientos, estados de ansiedad, cálculos.

23. Olive

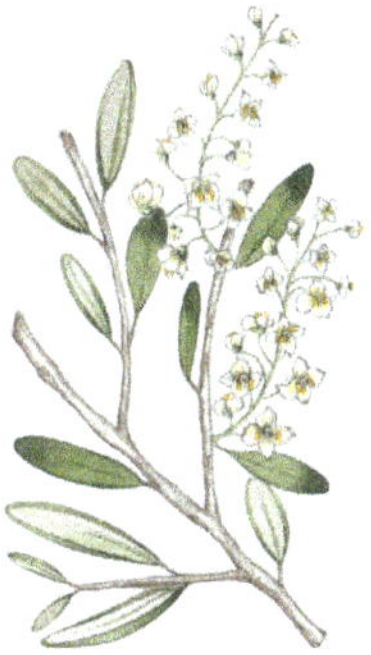

Indicaciones
Cuando, tras haber realizado un esfuerzo considerable, nos sentimos exhaustos.

Efectos
Devuelve las energías perdidas.

Síntomas
Infelicidad, agotamiento psicofísico, falta de fuerzas, somnolencia.

24. Pine

Indicaciones
Ante sentimientos de culpabilidad exagerados en los que el paciente se responsabiliza de todos los errores, a pesar de que no los haya cometido él mismo.

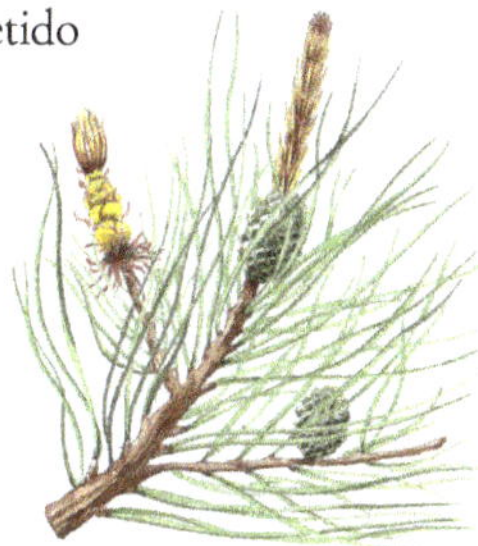

Efectos
Se adquiere una visión más objetiva de las responsabilidades propias y ajenas.

Síntomas
Sentimiento de inferioridad y de vergüenza, ansiedad y melancolía.

25. Red Chestnut

Indicaciones
Cuando se padece excesiva prepocupación por las personas queridas, temiendo que se vean afectadas por una desgracia.

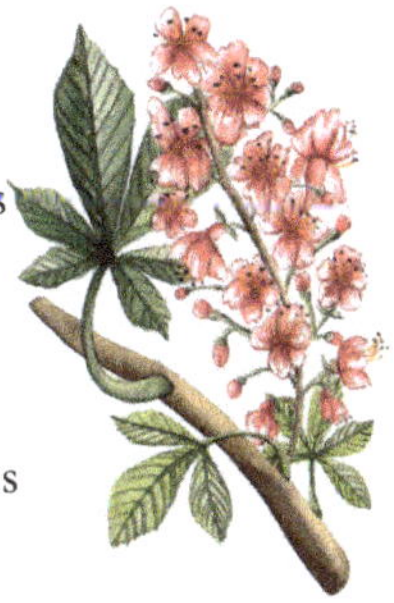

Efectos
Permite controlar la ansiedad y tener pensamientos positivos en cualquier circunstancia.

Síntomas
Ansiedad, dolor de cabeza, trastornos nerviosos, calambres en el estómago, abuso de la nicotina.

26. Rock Rose

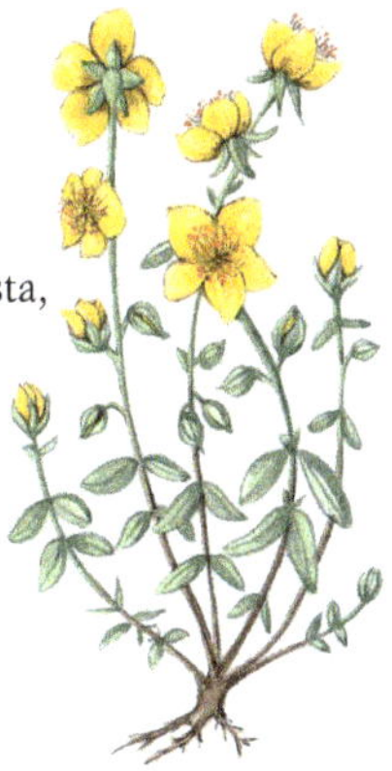

Indicaciones
Cuando se es víctima de la angustia o del terror ante una desgracia imprevista, en caso de pesadillas y situaciones de urgencia.

Efectos
Infunde un gran coraje y resolución para afrontar situaciones de urgencia.

Síntomas
Colapso nervioso, dificultades para hablar y moverse.

27. Rock Water

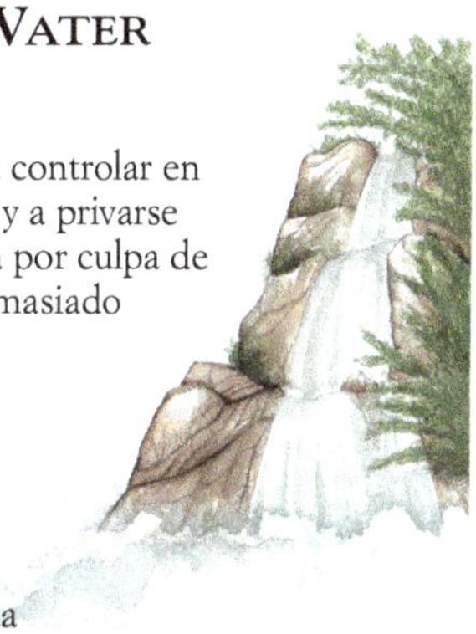

Indicaciones
Cuando se tiende a controlar en exceso a los demás y a privarse de cualquier alegría por culpa de una concepción demasiado rígida de la vida.

Efectos
Permite ser menos intransigentes moralmente. Se descubre que la vida tiene aspectos agradables que merecen disfrutarse.

Síntomas
Rigidez en las extremidades y en el cuello. Se adopta una dieta muy rígida aunque no sea necesaria. Rechazo a dejarse seducir por los pequeños placeres de la vida.

28. Scleranthus

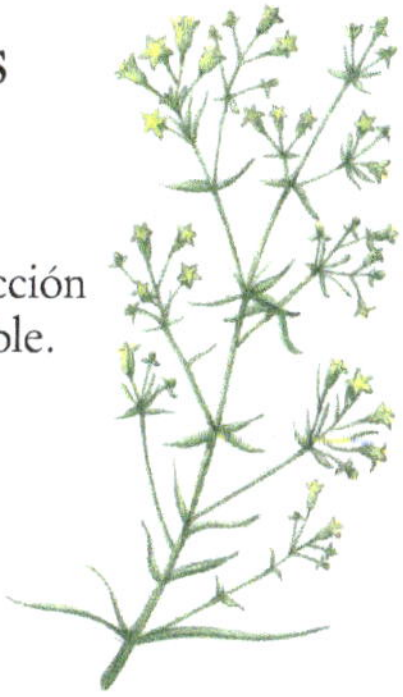

Indicaciones
Cuando se es víctima de la incertidumbre y cualquier elección deviene un problema irresoluble.

Efectos
Devuelve el equilibrio y la claridad interiores.

Síntomas
Cefaleas, mareos, inestabilidad nerviosa, anorexia, cambios de ánimo y de condición física.

29. Star of Bethlehem

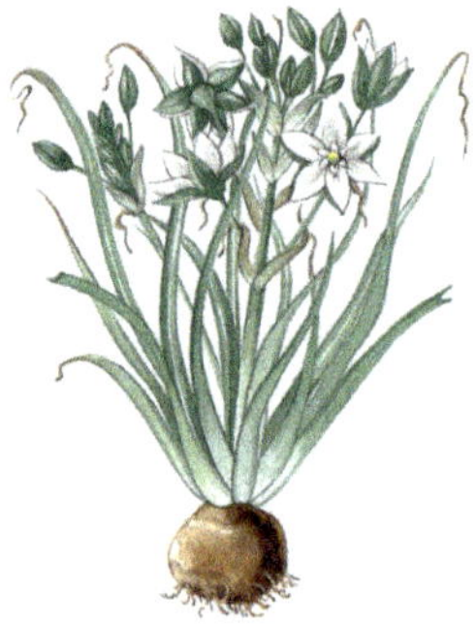

Indicaciones
Para *shock* y traumas, incluso antiguos.

Efectos
Permite superar las circunstancias traumáticas y reactiva la capacidades autocurativ del organismo.

Síntomas
Tensión en la garganta, trastornos en la deglución, enfermedades psicosomáticas, menstruaciones dolorosas, sensación de torpeza.

30. Sweet Chestnut

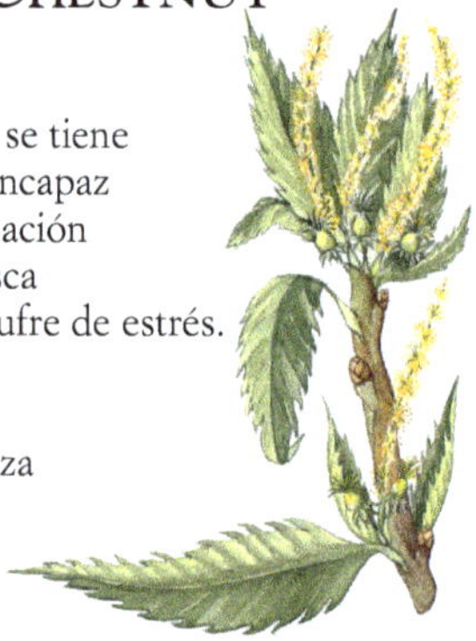

Indicaciones
En los casos en que se tiene la sensación de ser incapaz de soportar una situación determinada, se busca el aislamiento y se sufre de estrés.

Efectos
Devuelve la confianza para acometer grandes cambios.

Síntomas
Desánimo agudo, agotamiento nervioso, pérdida del cabello.

31. Vervain

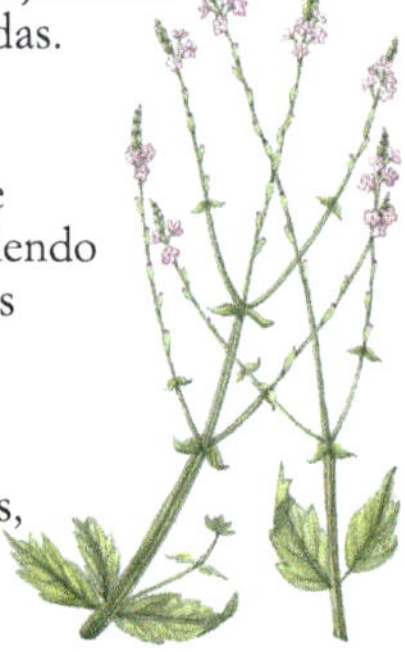

Indicaciones
En caso de intolerancia hacia las opiniones ajenas, exasperación por las injusticias a causa de ideas muy arraigadas.

Efectos
Permite aceptar serenamente la opinión ajena, aun defendiendo con pasión los propios puntos de vista.

Síntomas
Hiperactividad, tics nerviosos, irascibilidad, dolor de espalda, tensión.

32. Vine

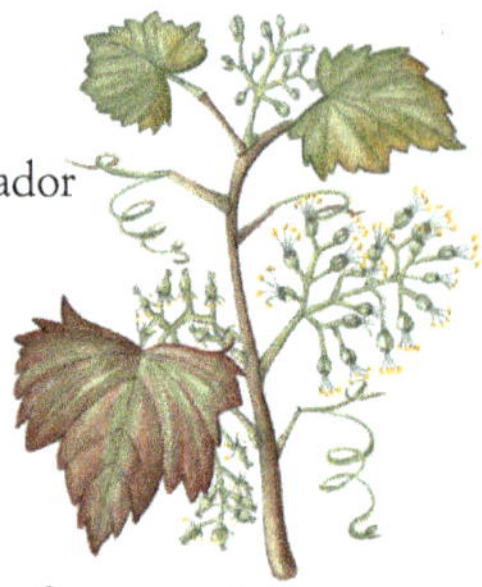

Indicaciones
Cuando uno es un dominador inflexible y demasiado seguro de sí mismo, cuando la ambición y la avidez de poder alcanzan niveles elevados.

Efectos
Permite ejercer el poder de forma ecuánime, imponiéndose con sabiduría y autocontrol.

Síntomas
Rigidez mental, insomnio, inapetencia, cólera, inflexibilidad excesiva e insociabilidad.

33. Walnut

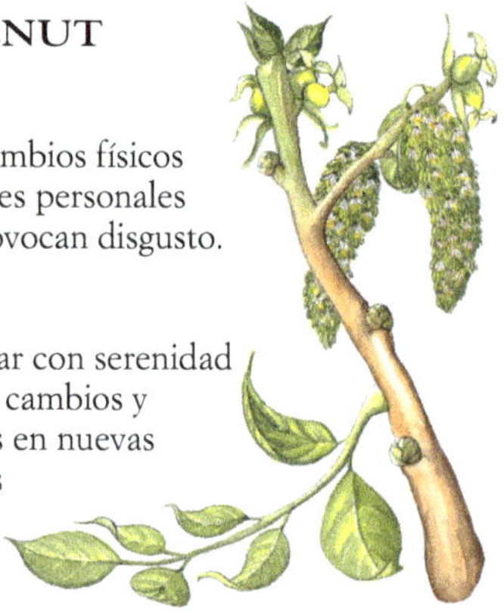

Indicaciones
Cuando los cambios físicos o las situaciones personales y laborales provocan disgusto.

Efectos
Permite aceptar con serenidad los inevitables cambios y transformarlos en nuevas oportunidades vitales.

Síntomas
Inestabilidad emocional, nostalgia del pasado, rechazo al cambio, dificultad de adaptación, pubertad, embarazo, menopausia.

34. Water Violet

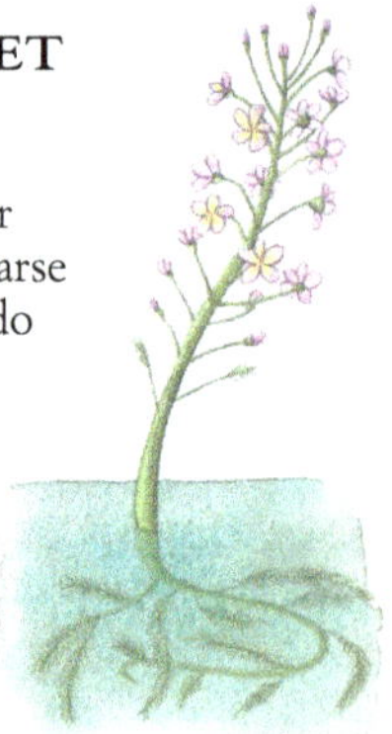

Indicaciones
Cuando se tiende a controlar las propias emociones, a aislarse de los demás, a ser demasiado reservado y tímido.

Efectos
Suscita el deseo de relacionarse con los otros con naturalidad.

Síntomas
Tensiones musculares, reumatismos, dificultad para descansar, alergias.

35. White Chestnut

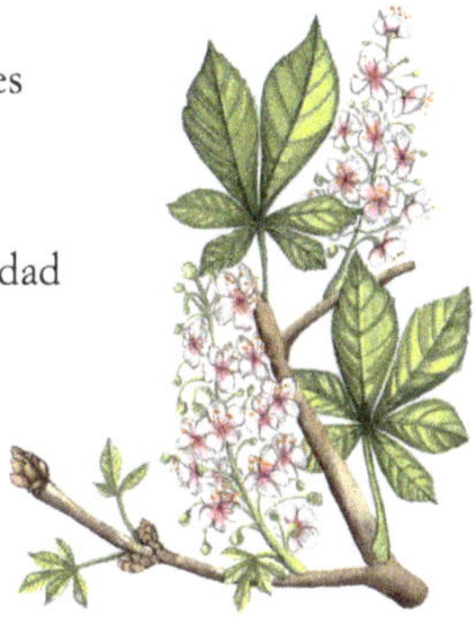

Indicaciones
En caso de obsesiones e ideas fijas.

Efectos
Devuelve la tranquilidad mental.

Síntomas
Dolor de cabeza, insomnio, tensión, accesos de calor.

36. Wild Oat

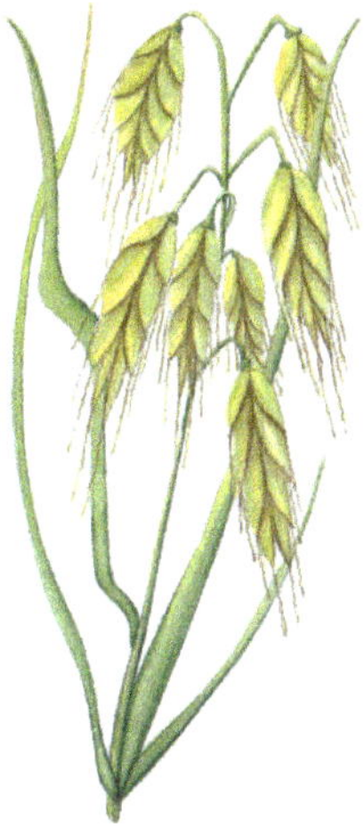

Indicaciones
Cuando se duda sobre qué camino debe tomarse en la vida, los estudios a cursar o los momentos decisivos de la carrera profesional.

Efectos
Permite comprender cuáles son las verdaderas aspiraciones de cada uno y ayuda a elegir los pasos que deben darse.

Síntomas
Irritabilidad, cambios de tr inestabilidad emotiva, problemas con la comida, problemas sexuales.

37. Wild Rose

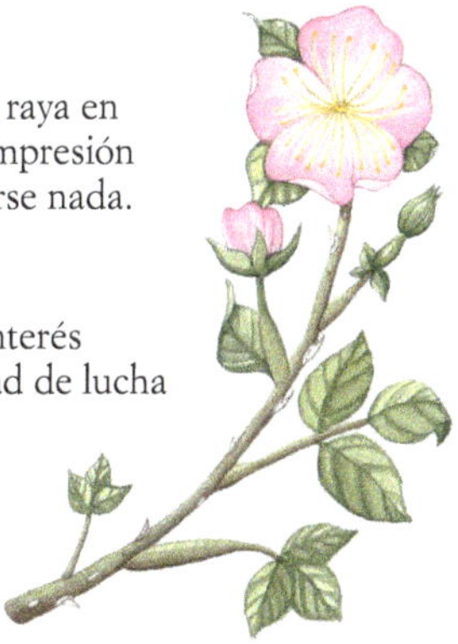

Indicaciones
Cuando la resignación raya en la apatía y se tiene la impresión de que no puede hacerse nada.

Efectos
Permite recuperar el interés por la vida, la capacidad de lucha y la iniciativa.

Síntomas
Tristeza, indiferencia y agotamiento.

38. Willow

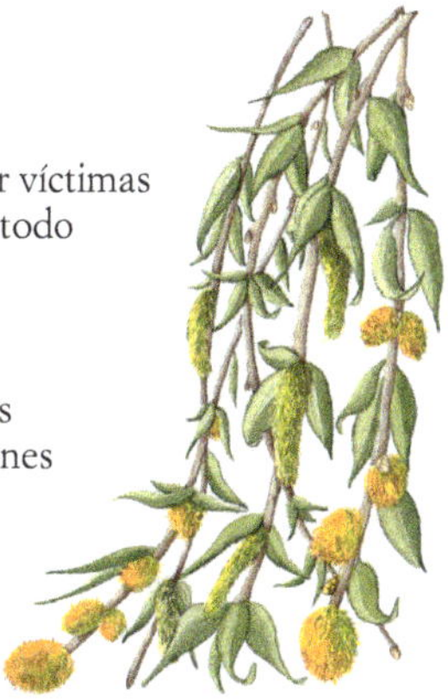

Indicaciones
Ante la sensación de ser víctimas del destino y creer que todo es injusto.

Efectos
Permite ver los aspectos positivos de las situaciones y anima a adoptar una actitud responsable respecto a la vida.

Síntomas
Victimismo, trastornos digestivos, amargura, úlcera, tendencia a ver siempre los aspectos negativos de la vida.

39. Rescue Remedy

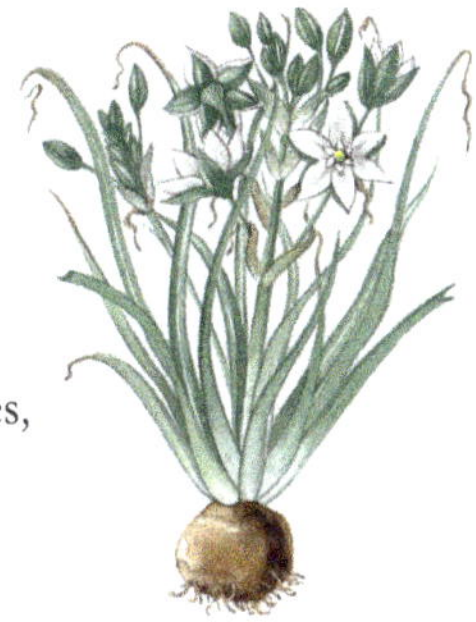

Indicaciones
En los primeros auxilios.

Efectos
Ayuda a superar los momentos de peligro.

Síntomas
Enfermedades, accidentes, malestar repentino, quemaduras, cortes, pequeñas lesiones.

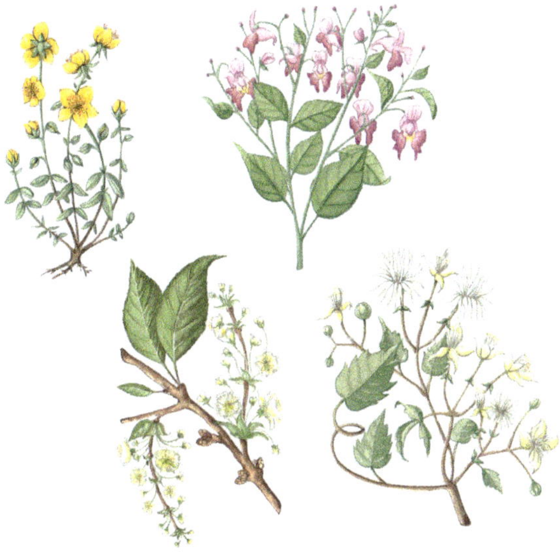

Repertorio

(Entre paréntesis aparecen los números de página que corresponden a las fichas descriptivas de las flores)

A

B

C

D

E

F

G

H

I

J

L

M

N

O

P

Q

R

S

T

V

www.ingramcontent.com/pod-product-compliance
Ingram Content Group UK Ltd.
Pitfield, Milton Keynes, MK11 3LW, UK
UKHW061852121026
15625UKWH00066B/480

9 798899 564819